小澤　勲著

認知症とは何か

岩波新書

942

はじめに――痴呆から認知症へ

二〇〇四年一二月、「痴呆」という用語が「認知症」に変更されることになった。これで法律や公式文書から痴呆という語は消えることになる。

この変更は、東京、仙台、大府の高齢者痴呆介護研究・研修センター長の意見具申に従って、厚生労働省が同年六月に「「痴呆」に替わる用語に関する検討会」を発足させ、広く意見を求めて決定したものである。

以前から痴呆という名称が差別的であるという指摘は繰り返しなされてきた。広辞苑を引いても「痴」は「おろかなこと」、「呆」もまた「おろかなこと」あるいは「ぼんやりしていること」とある。

しかし、「言葉狩りに過ぎない」という批判もあった。確かに、言葉を替えても差別がなくなるとは言えない。それでも、私は用語の変更に賛同した。それは、用語変更が、誤解を受けることの多い認知症に対する正確な情報を世に伝える好機になると判断したからである。この本もそのような思いから、認知症の真実を伝えようと考えて書いたものである。

ところで、認知症という新しい用語に対して、ある意味ではまったく逆の、ふたつの危惧が語られた。

一つは、認知症という用語には「何もかも分からなくなる」「感情まで枯渇する」というイメージがつきまとうから賛成しかねるという意見が、とくに現場サイドから出されたのである。だが、認知という概念は、見る、聞く、話す、覚える、考えるなどという知覚や知的機能を意味し、感情領域を含めないのが通常である。

いま一つの批判は、認知症という用語によって、用語の可否は別にして、痴呆という概念が内包していたさまざまな問題が認知の障害に矮小化されるのではないか、という危惧である。確かに、用語にとらわれ過ぎると、そうなる。

本書は、これら二つの疑念に対する私なりの回答である。

第一部では、認知症とはどのような病、障害なのか、どのような症状、行動がみられるのか、それがどのような成立機制によって生まれるのかについて述べる。つまり、客観的、医学的な認知症の知識である。だから、この種の知識を十分お持ちの方は、斜め読みしていただいてもいい。

第二部では、認知症をかかえて生きる人たちの不自由と心のありかを訪ねる。つまり、内側からみた、あるいは体験としての認知症の探求である。ここでは、不自由をかかえて懸命に生きておられる彼らの姿を伝えたいと思っている。

なお、本書は二〇〇三年に岩波新書として上梓した『痴呆を生きるということ』の、いわば続編である。

目　次

目　次

第一部　認知症の医学

第一章　認知症とは

ある概念を明確にするには、それが何であるかを示すと同時に、それが何でないかを示す必要がある。そこで、本章では、まず認知症の定義を示し、それに続いて認知症ではないが認知症と間違われやすい病態や用語について述べる。

1　認知症の定義

まず認知症の概念を明らかにしておこう。認知症を論じる際、異なる概念、対象を扱っていて、それが議論を錯綜させていることが少なくないからである。

認知症の定義はいくつか提唱されている。ＩＣＤ10（国際疾病分類10版）、ＤＳＭ－Ⅳ（アメリカ精神医学会精神医学診断統計便覧第4版）が代表的なものだが、大同小異である。その中核は、「獲得した知的機能が後天的な脳の器質性障害によって持続的に低下し、日常生活や社会生活が営めなくなっている状態で、それが意識障害のないときにみられる」というものである。

注釈を加えておこう。

①認知症の中核は知的機能の障害である。情・意の領域に障害が及ばないというわけではない。しかし、それはあくまで二次的に、あるいは随伴してみられるに過ぎない。

②後天的な障害、つまりいったん発達した知能が低下した病態を指す。

③脳の器質性障害、つまり脳のかたちに現れる損傷が基盤にあることを求めている。そのことは、ＣＴやＭＲＩなどの画像診断で生前から明らかにすることができる。

④障害が、ある期間持続していることを求めている。その期間を、ＩＣＤ10では「少なくとも六か月以上」としている。

⑤暮らしに不都合がでるようになって、はじめて認知症とよぶ。

⑥意識障害があれば、当然、認知機能は低下する。そこで、意識障害がない時に、以上のような状態がみられることを求めている。

なお、かつて認知症の定義のなかに不可逆性、つまり「治らない」という基準があった。しかし、最近では認知症のなかには治療・回復可能なものがあることがわかり、それらは治療可能な認知症(treatable dementia)とか可逆性認知症(reversible dementia)などとよばれるようになって、不可逆性という条件は外されることになった。

2 間違えられやすい状態

仮性認知症

高齢者の精神疾患は認知症に間違えられることが多い。高齢者のさまざまな精神疾患は認知症の症状と類似した症状を呈しやすいからである。

そのいくつかについて述べておく。まず、仮性認知症である。これは文字通り、仮の、つまりは偽の認知症である。この状態を真性の認知症と鑑別することは治療、ケア上、どうしても欠かせない作業である。

その代表的な病態はうつ病のそれである。高齢者のうつ病は、ゆううつ、寂しい、というような抑うつ気分を訴えず、意欲の低下が主な症状になる場合があり、その結果、認知症に間違えられることがある。何もしなくなり、ついにはトイレに行く意欲さえなくなって失禁するまでになり、認知症と誤診されていた方を診たことがある。診断がついて抗うつ薬などで治療をしたところ、数週間でほぼ全快した。

鑑別するポイントは、ていねいに病歴、つまりどのようにその病気が始まったのかを聞くことである。たとえば、数か月前、つれ合いが亡くなって、寂しそうにしていたが、徐々に起きて来なくなり、寝込むようになって、そのうちに会話もなくなり、失禁までするようになった、というような順序であれば、まずうつ病を疑う。

ところが、数年前からぼつぼつもの忘れをするようになって、最近は元気がなくなり、できないことも増え、ついには寝込んでしまって失禁に至ったという順序なら、やはり認知症である可能性が高い。

つまり、感情障害と認知障害のどちらが先行していたかによって鑑別するのである。

高齢者の幻覚妄想状態

高齢で初発する機能性の幻覚妄想状態が認知症と間違えられることがある。機能性というのは、基盤に脳の障害がないというわけではないが、かたちに現れる損傷(器質性)を伴っていないものをいう。

高齢者の幻覚妄想状態とは、高齢期に初発する特有の病態である。知的機能は正常に保たれ、治療もケアもまったく認知症とは異なる。

統合失調症の高齢化例

妄想の内容は「夜中、だれかが家に入ってくる。ガラガラッという音がして、カーテンがユラユラゆれて、私の布団の裾をスーッと持ち上げるの」とか「私が家を出ると、近所の人が目配せして、ひそひそ声で私の噂話を始める」「浴衣を着た女が家に入ってきて、私の指輪を持っていった」というようなものである。このようにどちらかといえば、情景描写が詳細なものが多いが、内容は日常的、世俗的なものが大半である。

つまり、「世界中の人につけ狙われている」「向かいのマンションの一〇階に住む人が、いつも望遠鏡で私を監視している」「明日、地球は壊滅する」というような妄想に比較すると、まったくあり得ない話とはいえないような内容をもつ。

幻聴を伴うこともあるが、自分でも半信半疑のようで、よく話を聞いた上で「私がついているから大丈夫。そんなことはないよ」と家人が優しく断言すると、少し安心した表情になる。

ひとり暮らしの女性にみられることが多く、感覚障害、つまり難聴や白内障などによる視覚障害を伴っていることが多い。心配した家族が自分の家に連れ帰ったり、同居するだけで、あるいは入院・入所するだけで、投薬などはせずとも症状が消えてしまうことも珍しくない。

高齢化した統合失調症(旧病名:精神分裂病)が認知症と間違えられる例は少ない。それまでに治療を受けていたことが分かり、病歴や症状をていねいに聞けば、まず鑑別がつく。しかし、未治療の場合は間違えられることもある。

このような人がいた。窓から大声で叫ぶので近隣から苦情が入っているという。保健所は認知症を疑い、私が依頼を受けて訪問したが、その女性には治療歴がなかった。しかし、息子の妻は「嫁いできたときに、「近所でたき火するから、息子はぜんそくになった」と聞かされ、実際、その家に義母が怒鳴り込んだこともある。その後も不思議な行動が多かったので困っていた。食事もいっしょにとったことがない」と言う。

許可を得て、彼女の部屋に入らせていただいたが、そこはまるで「妄想建築」のようで、あらゆる金属は何かで包まれており、タンスの取手には木ぎれが何枚も打ち付けられていた。電灯の笠はさまざまな素材で覆われていて、ほとんど照明の役には立っていないようだった。金属から悪い電波が出ているので防衛しているのだという。また、床には新聞、雑誌、広告などがうずたかく積まれていて、天井に達しているところまであり、かなり異様な雰囲気だった。しかし、知的能力は保たれていた。未治療のまま高齢に達した統合失調症と診断した。

それまで保健師らの訪問をすべて拒否して玄関払いしていた彼女が、なぜか私を部屋に入れてくれた。そして、何度も訪問しているうちに服薬もしていただけるようになり、床が抜けて大工さんが入っていた一週間ほどは、私の病棟に入院してくれた。

数年後に身体疾患で亡くなったが、弔問に訪れた近所の方から「かわいいおばあちゃんになって亡くなりましたね」と言っていただけたという。

高齢者の人格障害

高齢期になって、その人の性格が極端なかたちで現れ、周囲とトラブルを引き起こすことがある。

このような人がいた。一人暮らしだったが、ひどく不衛生で、あちこちから物を拾ってきて庭に積み上げ、そこから悪臭が漂い、虫が繁殖するので周辺住民が困り果てて保健所に相談にきた。注意しても、まったく「聞く耳持たず」という雰囲気なのだという。

私も最初はけんもほろろに追い払われたが、何度か通ううちに仲良くなって、彼女の来し方を話していただけるようになった。若い頃、恋人が戦争に駆り出され、戦死の報もなく今まできたのだという。「でも、いつか帰ってくるのでは」という現実離れした夢を語ってくれたが、認知症ではなく、統合失調症とも思えなかった。

そのうち、それまで「ふたりを引き裂いたお上の世話になどならん！」と拒否していた生活保護を受給してくれ、集めてきた物品を整理し、掃除もさせてくれるようになった。

ラベルをつけるとすれば、「慢性不潔症候群」という概念がある。

他にも、極端な偏屈、自閉的生活、人嫌い、怒りっぽさなどが目立つが、精神疾患があるとはいえない高齢者がいる。確かに偏ってはいるが、彼らには彼らの生き方がある、と私などは思っていて、周囲にあまり迷惑を及ぼさないのなら、あえて治療の対象とはせず、かといって放置もせず、困ったときにはこういう手もあるよ、と伝えるにとどめていた。

3　認知症とせん妄

浅いが複雑な意識障害

ここで、認知症と間違えられやすい、せん妄についてふれておく。せん妄は認知症とは鑑別されねばならないが、認知症と合併することも多い。

認知症は知能の障害だが、せん妄は意識の障害である。脳に急性の障害が加わると意識障害を生じる。たとえば、交通事故で頭を強打すれば意識を失う。一方、ゆるやかな、慢性の障害が脳に蓄積すれば認知症に至るのが典型である。

せん妄は意識の障害であると言ったが、意識障害を二つの軸で考えてみよう。「浅い―深い」という軸と、「単純―複雑」という軸である。交通事故に遭い、痛覚にも反応しないような昏睡状態に陥れば、深い意識障害で、意識障害しかみられないので単純な意識障害である。

せん妄は、浅いが複雑な意識障害である。つまり、意識障害は軽いのだが(深ければ認知症と間違えられることもあるまい)、意識障害にさまざまな精神症状、行動障害が随伴するのである。だが、浅いと言っても意識障害があるのだから、周囲に対する認知能力は減退する。記憶は障害され、時間、場所などの認知も障害される。注意を集中させたり、持続したり、他に転じたりする能力が落ちる。これだけをとれば認知症と間違えられるのも無理はない。

複雑な精神症状

これらに加えて活発な精神症状がみられるのがせん妄の特徴である。幻視を見ることが多い。「壁から水が染み出して、あっ、崩れてくる!」「こびとがたくさん机の下から這い出してきた」「小さな虫がうようよ壁を這っている」などと言う。言葉では表わさず、あるいはぶつぶつ独語するが、内容はつかめず、しかし、目を見開いて怯えるので、幻視があると推測されることもある。

「赤ちゃんの泣き声がする」などと幻聴を訴えることもある。

多動になることが多く、目をぎょろぎょろさせて徘徊したり、無目的にタンスを開け閉めする。逆に、まったく身じろぎもせず天井を見つめていることもある。あるいは、これらが急激に入れ替わる。この予測しがたい変動がせん妄の一つの特徴である。

せん妄は、意識レベルの軽い低下が原因になっているので、周囲を明るくし、会話を交わし、幻視に対しては「どこ、指さして」と言って、注意を集中させると「あっ、消えた。今までいたのに……」などということになる。その瞬間、意識レベルが上昇するからである。

あるいは、添い寝して、不安が減少し、うまく寝ついてくれれば、むろん、せん妄は解消する。せん妄は、中途半端な意識状態で起きるから、覚醒の方向にもっていくか、眠りに誘導するかのどちらかで対応する。

せん妄が見られるときには、不安が高く、ちょっとした物音にもびくっと驚愕することが多いから、不安への対応もせん妄に対するケアの重要なポイントになる。

これらの症状が一日のうちでも、ときには短時間で変動するのだが、夕方や夜間に増悪《ぞうあく》するのが普通で、夜中にみられるものは、とくに夜間せん妄とよび、不眠の原因になる。どの場合も、睡眠・覚醒のリズムが乱れる。昼夜逆転することもある。

発症は、認知症とは異なり、急激である。「いつからこのようになられましたか」とご家族にお訊ねすると「一週間くらい前からです」とはっきりしている。この急性の発症と症状の急激な変動が認知症と鑑別する重要なポイントである。

原因

せん妄は意識障害だから、背景に急激な脳障害がある。だから、原因を追求しなければならない。なかには生命にかかわるものもある。

原因となるのは脳に影響をあたえる物質や疾患であるが、代表的なものをあげておく。

① 薬物

これが最も多いだろうか。せん妄に眠剤は禁忌で、投与すると、かえって増悪する。向精神薬だけではなく、ごく一般的な市販の風邪薬が原因になることもある。繰り返されるせん妄の原因がつかめず入院していただいた人が、たまたま夜間に回診していて、市販の風邪薬を服用しているのを発見し、それを止めてもらったところ、治癒した例がある。服薬量は指示量を超えていなかった。

② 脳血管障害

精査して硬膜下血腫が見つかったこともあり、小さな梗塞が発見されたこともある。

③ その他の疾患

髄膜炎の前駆症状だったこと、脱水の一症状と考えられたこともあるが、案外多いのが、風邪がほぼ治った時期にみられるせん妄である。肺の炎症によって血中酸素濃度が低下し、風邪がよくなってもそれが持続していて、せん妄を引き起こすのだろう。このような際には向精神薬は使用せず、見守っていることが大切で、二、三日で回復する。

④ 環境の変化

突然の入院がせん妄を招くこともよく知られている。入院反応とよばれる。自宅に連れ帰るとほとんどの場合、よくなる。

⑤ 睡眠・覚醒リズムのくずれ

せん妄には睡眠・覚醒リズムのくずれがほぼ必発だが、逆に睡眠・覚醒のリズムがくずれていると、せん妄を引き起こしやすい。

昼間から横になって、ウトウトしている時間が長いようだと、夜間になってもずっと眠りに入れず、半覚醒の状態になる。これがせん妄に結びつく。このような人には、ショートステイで入所していただき、はっきり目覚めて、生き生きした生活を過ごしてもらうと、何ら治療を加えずとも治ってしまう。

自宅で介護を受けている寝たきりの人にせん妄がみられ、依頼があって往診した。ベッドが置かれた部屋が暗いので、日中は明るい部屋の縁側で看ていただくようにお願いし、それだけで夜間せん妄が改善した。

ある一般病院で相談を受け、医師の許可が得られた入院患者さんを、ご家族にも協力していただいて、昼間、車いすなどで散歩にお連れしたところ、せん妄ばかりか、夜間の「問題行動」が激減したこともあった。

一般的に言って、夜間の「問題行動」を夜間になって対応しようとするのでは遅すぎる。日中の過ごし方に課題があることが多いのである。

軽い意識障害を見分ける

せん妄に限らず、軽い意識障害を見分けるワザは認知症に限らず、高齢者のケアには必須のワザである。

朝、声をかける。返事はかえってくるのだが、いつもとワンテンポずれる。どことなくぼーっとしていて、食事のスピードも遅い。いつもしないようなミスがあり、認知レベルが落ちているようにみえる。

このようなときには軽い意識障害を疑う。意識障害というと、ちょっと大げさで覚醒度の低下、つまりはっきり目覚めていない状態といった方がいいだろう。忙しい夜勤でまったく仮眠もとれなかった夜を過ごし、朝、日勤の同僚が出てきて「おはよう」と声をかけてくれるのだが、申し送り簿を書いていたりすると、声が聞こえないわけではないのに反応が遅れる。肩を叩かれて「おはよう」と再度言われ、ようやく返事する。脳波測定すると、半分眠っていることが分かる。覚醒度の低下といったのは、このような状態のことである。

軽い意識障害を見分けることによって、高齢者に多い無熱性の肺炎、無痛性の心筋梗塞、脱水、小梗塞や硬膜下血腫などの早期発見につながり、検温ではまだ平熱なのにしばらくして熱発するのを予知できたりする。

4　「ぼけ」という言葉

最後に、「ぼけ」という言葉について述べておく。ちなみに認知症者の家族の会は「呆け老人をかかえる家族の会」という。この言葉は関東圏では蔑称というニュアンスがやや強いが、関西では漫才にボケとツッコミがあるように、親しみを込めて言われる傾向がある。

それはともかく、この言葉は日常語で専門用語ではないから、「ぼけ」を認知症の意味で使用する場合は、そのことを明示すべきであろう。

度忘れやうっかりミスが続くと「ぼけたんじゃないの」と言われ、自分でも「おれもぼけたな」などと言うように、高齢になるとだれにでも起こるもの忘れに対して用いる場合と、認知症などの病気によるものを指す場合とは、はっきり区別しておかねばならない。詳しくは、第一部第三章で述べよう。

第二章　認知症の原因疾患

認知症は症状レベルの概念である。正確に言えば、記憶障害、見当識障害、思考障害など、いくつかの症状の集まりに対する命名だから症状群というべきなのだが。

つまり、熱がある、咳が出る、だるい、痛みがある……というのといっしょで、これらは病名ではない。同じ症状の裏には異なる疾患があり、また同じ病名がついても、原因が異なる場合がある。急性肺炎と診断されても、その原因は肺炎球菌、結核菌、エイズウイルス……さまざまである。それぞれに治療はまったく異なる。

認知症の原因疾患は詳しくあげていくと一〇〇近くになる。そのすべてを説明することはとうていできないので、代表的ないくつかの疾患について述べるにとどめよう。

1　変性疾患(アルツハイマー病など)

変性疾患とは、原因はまだよく分かっていないが、脳の神経細胞が死滅、脱落して、その結果、脳が萎縮し、認知症を招く疾患群である。変性疾患による認知症は一次性認知症とよばれる。それに対して、次項以下で述べる変性疾患以外の認知症は、脳以外の疾患や物質乱用の結果生じるものだから、二次性認知症とよばれる。

変性疾患による認知症の代表がアルツハイマー病である。アルツハイマー病には六五歳以前に発症する早発性のものと、以後に発症する遅発性のものとがあり、前者をアルツハイマー病、後者をアルツハイマー型認知症とよぶことがある。しかし、両者の脳には、神経原線維変化や老人斑などがみられる特有の顕微鏡所見に、基本的な違いはないとされる。

アルツハイマー病という名称は、オーストリアの精神科医アルツハイマーが、一九〇六年、嫉妬妄想で発症し、記憶障害、見当識障害などの症状が進行性に深まり、四年半後に死亡した五一歳の女性事例を学会で報告したことから命名されたものである。その後、彼は同様の症例を集め、特有の脳病理所見を示した論文も発表した。

他にも、アルツハイマー病より早く発症することが多く、性格変化や反社会的行動、同じ言葉や行動を繰り返すなどの特有の症状を示すピック病、手のふるえ、関節を曲げるのに鉛管を曲げるような抵抗がみられる筋強剛、表情の乏しさ、前屈み姿勢、小刻み・突進歩行などの症状を示すパーキンソン病、パーキンソン症状に加えて抑うつや幻覚症状がみられるレビー小体病などがある。

最近学会などで盛んに論議されている認知症に前頭側頭型認知症があるが、これは前頭葉、側頭葉に萎縮が目立ち、性格変化や社会的行動の異常がみられる。ピック病はその代表的な疾患である。

2　脳血管性認知症

脳の血管が詰まったり(梗塞)、破れたり(出血)した結果、その血管で酸素や栄養を供給されている脳の部位が損傷を受け、認知症に至る疾患である。だから、もともとは血管の病と考えられ、医学的治療や予防を論じるときには、アルツハイマー病などとはまったく異なる疾患として考えねばならない。

認知症に至る脳血管障害には、多発性梗塞といわれる、脳の小さな血管に梗塞が繰り返し生じるタイプが多い。この場合は、発症時期が明確ではなく、徐々に始まる。

大きな血管の梗塞が生じて、その後遺症の一つとして認知症がみられる場合もある。この場合は、意識障害や麻痺などの症状をもって急激に発症することが多いが、認知症と診断するには、意識障害がなくなり、その後の回復を数か月待つ必要がある。「持続的」で「意識障害がないこと」というのが認知症の定義だった。

3　その他の認知症

アルツハイマー病と脳血管性認知症で認知症の七、八割を占めるが、その他にも治療上、注意して鑑別する必要がある疾患がある。

一つは治療可能な認知症(treatable dementia)で、医学的治療によって治癒あるいは改善する認知症である。

正常圧水頭症は、くも膜下出血などの結果、脳脊髄液の循環が妨げられ、滞留して脳を圧迫し、認知症、歩行障害、失禁を生じる。手術によって改善するといわれるが、歩行障害、失禁は改善しても、よほど早期に発見されないと認知症の改善はごく一部に終わることが多い。

　薬物(アルコールを含む)による認知症もある。そのことに気づいて服薬、飲用を止めないと認知症の回復は望めない。逆にいえば、止めることができると、かなりの回復が期待できる。

　他にも、インフルエンザウイルス、ヘルペスウイルスなどの感染症による認知症、脳腫瘍、内分泌疾患などの、身体疾患による場合などがあり、これらは原因になっている疾患が改善するかどうかが認知症の経過に大きな影響を与える。

第三章　認知症の症状

1　中核症状と周辺症状

認知症の症状はきわめて多彩である。そこで、中核症状と周辺症状とに分けるのが認知症学の習わしである。これらは成り立ちが違い、治療やケアでも異なる対応が求められる。

中核症状

認知症をかかえる人にはだれにでも現れる症状であり、記憶障害、見当識障害、思考障害、言葉や数のような抽象的能力の障害などをあげることができる。これらは脳の障害から直接的に生み出され、たとえば、記憶障害は主に海馬などの記憶を司る部位の損傷から生じるというような医学的説明によるしかない。忘れたいことが積み重なって記憶障害に至る、とは言えない。

ただ、中核症状の一部には、脳障害から直接ひきおこされたとはいえない廃用症候群が含まれていることを知っておかねばならない。廃用症候群とは、医学的にみる限り、それ程機能が低下しているとは考えられないのに、使用しないための機能低下が加わり、ときにはもとに戻せない変化が生じている場合をいう。たとえば、脳卒中によって片麻痺が生じ、リハビリもせずに、寝てばかりいると、筋力が衰え、関節も拘縮して寝たきりになる。

このような廃用症候群が中核症状の一部を占めている。認知症をかかえ、一人暮らしで人との交わりや刺激に乏しい生活を送っていると、認知症が深まってしまう。そのような人がデイケアなどを利用し始めると、みるみる認知障害が改善され、この人の認知症はこんなに浅かったのかと、自らの不明を恥じることもある。

周辺症状

人によって現れ方がまったく異なる症状で、自分が置いたところを忘れて「盗まれた」と言いつのる「もの盗られ妄想」、配偶者が浮気していると思いこむ嫉妬妄想、いないはずの同居人がいると主張する「幻の同居人妄想」などの幻覚妄想状態、不眠、抑うつ、不安、焦燥などの精神症状から、徘徊、便いじり、収集癖、攻撃性といった行動障害まで、さまざまな症状がある。

これらの症状は、中核症状に心理的、状況的要因が加わって二次的に生成される。つまり、認知症を病み、中核症状がもたらす不自由をかかえて、暮らしのなかで困惑し、行きつ戻りつしながらたどり着いた結果であると考えることができる。

たとえば、もの盗られ妄想は自分が置いたところを忘れてしまって、探し回っているうちに「盗られた」になる。つまり、記憶障害の二次的な帰結である、とされる。しかし、置いたところを忘れた人のだれもが妄想に至るわけではない。

周辺症状の成り立ちを解明するには、医学的な説明によってではなく、認知症という病を生きる一人ひとりの生き方や生活史、あるいは現在の暮らしぶりが透けて見えるような見方が必要になる。そこには、だれにも譲れない一人ひとりの固有の物語がある。ケアにはその物語を読み解く、というかかわりが求められる。第二部で詳論しよう。

激しい周辺症状を示す人

激しい周辺症状を示す人とそうではない人とがいる。周辺症状は、①認知症の種類、進行の加速度、合併症の有無などの、病の側の要因、②病をかかえた当人の人柄や生活史などの個人的要因、③彼らが今、どのような状況あるいは人と人とのつながりを生きているかという状況的要因などの複雑な絡みから生成する。

ここでは②の人柄の違いについて述べておこう。激しい周辺症状を示す人には「激しい人」が多い。勝ち気で負けず嫌い、エネルギーがあって、年より若いと言われ続けてきたがんばり屋で、波瀾万丈《はらんばんじょう》の人生を自分の力で乗り切ってきた人たちである。彼らは、私の造語だが、「面倒見はいいが、面倒見られがヘタ」な人たちであり、自分が面倒をみられる側に回ったことをうまく受け容れられないのである。

前著『痴呆を生きるということ』で、もの盗られ妄想の典型例としてあげた方は、このような人柄の人たちが多かった。

穏やかな認知症

世間では激しい周辺症状を示す認知症が話題にのぼることが多いが、穏やかな認知症者もけっして少なくない。こんな方がおられた。

仲のよい老夫婦で、妻が認知症をかかえている。いつも彼らは連れ立って外来を受診しておられた。ある時、夫に「先生、家内と晩酌をしたいのですが、この病気には酒は禁物という人もいて……」と訊ねられた。「いいえ、そんなことはないですよ。量を過ごされなければいいでしょう」と私は答えた。

夫は「ふたりで徳利一本くらいのものです。二人ともそんなに飲む方ではないのですが、このところ、家内があまりしゃべらんようになって、酒でも入れば少しは話をしてくれるのでは、と思っているのです」と言う。

次の外来で首尾をお訊ねすると、「よかったです。いろいろ昔話をしてくれて……。わしの所に来るまでに好きな男がおったようですわ」と夫は苦笑して答えた。

しばらくこのようなことが続いていたが、ある日、夫がちょっと浮かぬ顔で、このような話をしてくれた。「先生、聞いてください。先日も晩酌をして、そろそろ寝ようかという段になったら、これが「私のようなものに、こんなにしていただいて……」と三つ指つくんですわ。家内は若い頃、お手伝いさんをやってましてな。どうも、私を雇い主と間違えたようで、困ったもんです。夫を忘れるなんて……」

傍で彼女はにこにこ微笑んでいる。それでもふたりは寄り添うように帰っていった。何かいいものを見せていただいたような気になった。

彼女はもともとおとなしく、穏やかな人で、夫を陰で支えて平穏無事な人生を送ってきたという。性格も生き方も、激しい周辺症状を示す人たちとは正反対なのである。もっとも、このような人柄の認知症者は、まったく外出せず、何をするでもなく呆然と日を過ごす意欲障害などの陰性症状が正面に立ちやすく、そのために認知症が急速に進行することもあって、ケアは別の意味での難しさをかかえることになる。

2　中核症状

ここからは中核症状について述べる。第一部は医学的知識に関する記述だから、医学的説明に主眼が置かれる中核症状はここで述べるが、理解すべき対象である周辺症状については第二部で述べることにする。

(1)　記憶障害

認知症の中核症状のなかでも記憶障害はやはり中心に据えられるべき障害である。ただ、記憶は単一の機能ではなく、最近ではさまざまな区分が提唱されてきている。そのことにまずふれよう。しかし、認知症には必ず記憶障害がみられるが、記憶障害があれば認知症であるとは言えない。そのあたりを、その後で、少していねいに述べる。

記銘、保持、再生

かつて記憶は、できごと、知識などを心に取り込む「記銘」と、それを心の中に留めおく「保持」、その情報をふたたび取り出す「再生」とに区分されると考えられていた。これに、取り出された情報が以前記憶されたものと同じであると確認する「再認」が加えられることもある。

今では、このような考えは単純に過ぎるとされることがあるが、臨床的には、この区分によって説明できることも多い。

近著『物語としての痴呆ケア』(土本亜理子との共著、三輪書店、二〇〇四年)でも紹介したが、こんなことがあった。

長崎で講演する機会があったが、空港に主催者であるデイケアのスタッフが二人で出迎えてくれていた。初対面だったが、ホテルで簡単な打ち合わせを終えると、待っていたように二人が「こんなことってあるんでしょうか」と話し出した。

デイケアの利用者に気むずかしい、かなり認知症の進んだ男性がおられたのだそうだ。ほとんど何もしゃべっていただけない方で、言葉数も少なくなっているのだろうとスタッフは考えていた。

その方が、デイケアを開始して間もなく、さまざまな理由から老人ホームに入所することになった。しかし、最初は何の反応もなかった。自分が家を離れて入所するということも分かっていないのだろう、とスタッフは感じていたという。

ところが、いよいよ入所が近づいた頃になって、その方がスタッフの一人ひとりをつかまえて、「あんたといっしょに買物に行ったな」「あんたに故郷の話をしてもらったなあ」「みんなとチャンポンをつくったなあ。あれ、おいしかったよ」というような話をされたのだそうだ。

二人は話しながら涙がとまらないようだった。私ももらい泣きして答えた。

「そうだね、認知症を病む人って、心に深く刻み込まれた情動を伴う経験は忘れていないんだよね。それを言葉にされなくてもね。みなさんのケアが彼の心に届いていたのですよ」

この方の場合などは、デイケアでの経験は、記銘はされており、保持されてもいたのだが、再生の段階でつまずいていたと考えられる。それがあるきっかけで再生されたということだろう。認知症を病む人たちには、このように記銘、保持はされているのだが、再生されないままに埋もれている記憶がまだたくさんあるに違いない。

時間軸による区分

時間軸に基づく記憶の区分も行われている。

「即時記憶あるいは短期記憶」は、一、二分程度の記憶で、電話をかける際に、相手の電話番号を覚えてかけるが、かけ終わると忘れるだろう。これが典型であるような記憶である。「近時記憶」は、数分から数日の記憶であり、「長期記憶」は、近時記憶を越える時間を隔てた記憶である。

アルツハイマー病では、家人らはまず近時記憶の障害に気づくが、即時記憶も障害されていることが多い。長期記憶についていえば、認知症発症以前の記憶は比較的保たれているが、発症以後の記憶は障害される。

ただ、このような考え方は単純に過ぎるかもしれない。先に紹介した長崎のエピソードにみるように、深く情動を揺さぶられ、心に届いた体験は、認知症者にも記憶されるが、単なる知識、情報は残りにくいのである。

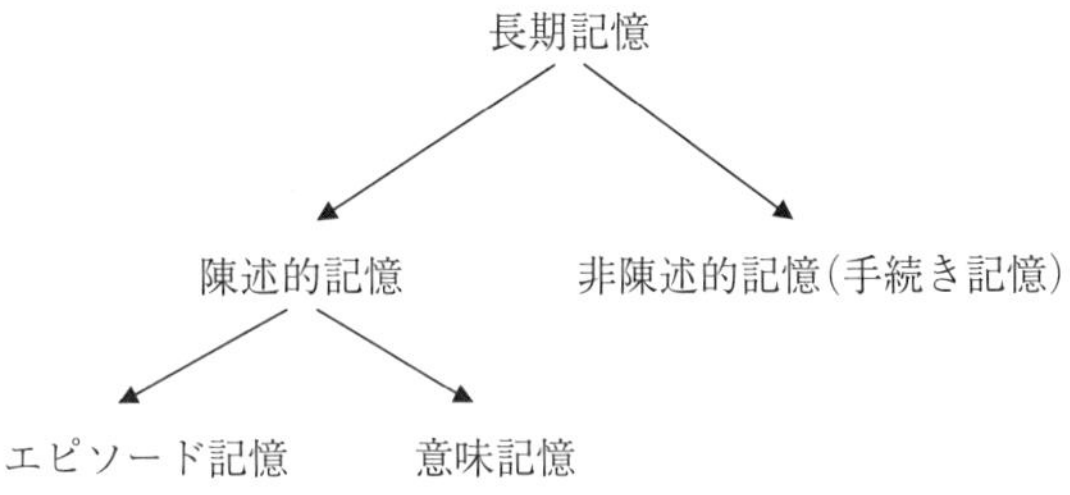

図1　記憶の分類

陳述的記憶、非陳述的記憶

図1に示すように、長期記憶は陳述的記憶と非陳述的記憶とに分けられる。

陳述的記憶とは、言語で示される記憶という意味で、エピソード記憶と意味記憶とに分類される。

エピソード記憶は、「いつ、どこで、何をした」というような、一人ひとりの生活上のできごとに関する記憶である。認知症は、まずこのエピソード記憶の障害からはじまることが多い。

一方、意味記憶は、単語の意味、事実、概念に関する記憶であり、多くの人々に共有されているものである。そのテストは、たとえば鍵を見せ、あるいは「かぎ」という言語のみを提示して、その用途などを問うのである。有名な過去のできごとや人物について問うこともある。初期には、意味記憶は保たれる。

これらに対して非陳述的記憶(手続き記憶とよばれることもある)は、言語によらない、身体に染みこんだ記憶をいい、「昔取った杵柄《きねづか》」などはここに入る。認知症をかかえていても、この記憶は遅くまで残る。

生涯田畑に出ていた人たちは実に堂に入った姿勢、動作で田仕事をされる。もっとも認知症が進むと、いつ種をまくのかを忘れ、雑草といっしょに作物まで抜いてしまったりするから、なかなか収穫に至らない。しかし、草を取る姿などは見事なものである。

お好み焼きをつくろうということになってキャベツを刻んでもらったが、かなり進んだ認知症の方も見事な包丁さばきだった。前著では、言葉さえ失った徘徊の激しい方が縄を綯《な》ってみせてくれ、家族の方や私たちが感激したエピソードを紹介したが、そのほかにも眼鏡もかけずに針に糸を通して目のそろった縫いものをしてくれた人、見事な舞を披露してくれたかつての日舞の師匠、歩行がややおぼつかなくなっている人が自転車に乗って現れ、驚かされた経験……あげればきりがない。

リボーの原則

ここまで述べてきたことを、一〇〇年以上前の古い文献だが、リボー(Ribot, T. A. 1839-1916)は次のようにまとめている。

① 記憶は、最近のできごとから失われていく。

② 知的に習得されたものの方が、体験的なものより失われやすい。
③ 感情的能力は知的能力よりはるかにゆっくりとしか失われない。
④ 日常の習慣的なこと、長い間身についた習慣、たとえば着衣、食事摂取、手仕事、トランプなどは、最後まで残る。

通常、「リボーの原則」といわれるのは①で、記憶の逆行則あるいは時間的傾斜とよばれるのだが、他の記述も的確で、味わい深い。

良性健忘と悪性健忘

年をとると、だれでももの忘れが激しくなる。しかし、健常者にみられるもの忘れと認知症者の記憶障害とは異なる。前者を良性健忘、後者を悪性健忘と名づけて区別する。先に述べたことでいえば、「ぼけた」というとき、そこには良性健忘と悪性健忘とが含まれている、と考えられる。

この概念は、カナダの精神科医クラール(Kral, V. A.)によって一九六二年に提唱されたものであるが、その記述を引用しておこう。

表１　良性健忘と悪性健忘

良性健忘	悪性健忘
体験の一部を忘れる	体験したこと自体を忘れる
進行しない～ゆるやか	進行が早い
見当識障害はない	見当識障害がある
自覚している	自覚できない
日常生活に大きな支障なし	日常生活に支障あり
幻覚妄想状態はない	幻覚妄想状態・作話・徘徊がある

「良性健忘には、名前、場所、日付のような、あまり重要ではないできごとや体験の一部を忘れてしまうのだが、別の機会に思い出せるという特徴がある。

たとえば、八〇歳になる女性が、数年前、ある地方の町で行われた息子の結婚式に参列したことは覚えていたが、その町の名前を思い出すことができなかった。しかし、別の機会に名前を思い出すことができた。このような体験は昔のできごとよりも最近の体験であることが多いようにみえる。

また、本人は自分が忘れっぽくなっていることを自覚していて、遠回しな言い方で何とか補おうとしたり、忘れたことを謝ったりする。

この種のもの忘れには性差はなく、緩やかにしか進行しない。これに対して、悪性健忘は体験の一部を思い出せないだけではなく、体験自体を忘れてしまう。たとえば、先の例でいうと、結婚式に出たこと自体を忘れてしまうのである」

両者の差異をまとめたのが、表1である。

(2) 見当識障害

見当識はオリエンテーションの邦訳で、オリエンテーリングも同じ語源の言葉だが、今がいつか(時間)、ここはどこか(場所)、この人はだれか(人物)に関する認知を意味する。認知症ではこの順に侵襲が及ぶ。まず時間が分からなくなり、真夜中に店に行き、シャッターを叩く、まだ暗いのに起きだしてきて「朝食はまだか」と言う、夏なのに厚着するなどの行為から認知症の見当識障害は始まることが多い。

デイケアに来ていて、つい先ほどまでみんなと楽しげに会話し、作業したり、遊んでいたのに、突然「そろそろおひらきにして帰ろう。温泉も飽きた」などと言い、ケアの場を温泉地と錯誤する。これは場所の見当識障害であり、認知症中期の障害である。

さらに認知症が進むと、人物誤認がみられるようになり、家族や配偶者に「あんた、だれじゃったかなあ。いつも世話になってすまんなあ」と言い、ショックを与える。

(3) 失語、失認、失行

失　語

失語というと言葉が失われることと考えてしまいやすいが、そうではない。中枢性の、つまり脳障害に基づく言語表出と了解の障害は、すべて失語とよぶ。

認知症の言語障害は、まず名詞が出てこなくなり、「ほら、あの切るもの」(包丁)、「こうして書くもの」(鉛筆)などという。さらに認知症が進むと、「あれ」「それ」などの代名詞が増え、慣れた人でないと、理解できなくなる。

認知症が重度になると、語彙も減り、最後には「ぎゃろぎゃろ、べー」などと、何を言っているのかわからない、ジャルゴンとよばれるコミュニケーションに役立たない言葉になってしまうこともある。

文字を読むことは出来、写すことはできても、意味は分かっていないということもある。日記をつけてもらっていて、徐々に文章が出てこなくなり、結局、スタッフが文章を言葉で示し、それを書き取ってもらっているだけなどということもあって、これでは言語保持という目的に関しては、あまり意味はない。

失　認

失認は、感覚の障害があるわけではないのに、フォーク、ナイフのように熟知しているはずの対象を認知できなくなる。これは視覚失認だが、聴覚失認、触覚失認、身体失認もある。

施設に入所してきて、自室がなかなか覚えられない人がいる。名前を大きく書いて貼り付けても、その情報を目に留めることができず、自室を示す指標であると把握することもできない。立体の方がまだしも標識になる。バラの造花を大量に自室の入口に飾り、「あなたの部屋はバラの部屋だよ」と繰り返し教えると、かなりうまくいく。

失　行

失行は、麻痺などの運動障害はなく、ある行為を構成する個々の運動は障害されていないのに、動作を組み合わせてある行為を遂行することができなくなる。

日常的には、着衣失行がもっとも目立つ。ボタンの掛け違いから始まることが多いが、そのうちに衣服を前後あるいは裏表逆に着たり、さらに進むとシャツをズボンのように履こうとしたり、スカートを上着として着ようとして四苦八苦する。衣服であることは分かっているのに、衣服の形状と自分の身体のイメージとを合致させて身につけることができなくなるのである。

(4)　病態失認

『博士の愛した数式』

ここでどうしても述べておかねばならないことがある。それは記憶障害にしても、見当識障害、失語、失認、失行にしても、それらは認知症の症状としてごく普通にみられる。しかし、認知症には必ず記憶障害がみられるが、記憶障害があれば認知症である、とはいえない。失語症は言語の障害で、それだけでは認知症ではない。失認、失行も同様である。

では、これらを認知症特有の障害にするものは何なのだろう。

小川洋子『博士の愛した数式』(新潮社、二〇〇三年)という小説がある。一人暮らしの天才数学者と家政婦、そして彼女の一〇歳になる息子、この三人の間で繰り広げられる心温まる物語である。

この数学者は交通事故のために脳損傷を生じ、記憶が八〇分しか保てない。そのために洋服にたくさんのメモが貼り付けてあり、それを見ながらでなければ生活できない。彼女が家政婦に入って、そのメモがひとつ増える。「幼稚園児並みの絵ではあったが」彼女の似顔絵である。横に「新しい家政婦さん」と書いてある。彼女は来訪すると、そのメモを指す。そうすると

「ああ、そうなのか」という表情になる。

博士は毎日、彼の専門の数論の思索に余念がない。数学雑誌の、とてつもなく難しい懸賞問題を解くのに悪戦苦闘して、それでも解を出す。それらが彼の日常となっていて、途中でお茶を出したりすると「じゃまするな！」と怒る。

彼は、彼女の小学生の息子が、彼女の仕事中は自宅に一人でいると聞くと、「それはいかん！ 小さい子どもを放っておいてはだめだ」と叱り、息子を学校が終わると家に呼ぶように命じる。

その息子を博士は「ルート」と名づける。彼の頭が√記号のように平ぺったいからである。三人の間には徐々に親密な関係が生まれてくる。博士は熱烈な阪神ファンで、江夏がまだ阪神球団に在籍していると思いこんでいるのだが、その彼を球場に連れて行くエピソードなど、とても面白い。

もの忘れを認知症の記憶障害にするもの

この博士は健忘症ではあるが、認知症ではない。

では、何がもの忘れを認知症の記憶障害にするのだろうか。それは記憶障害自体に特異なパターンがあるというより、彼らの記憶障害に対する態度とでもいうべき「何か」であろう。認知症者には自らの記憶障害に対する防衛策を講じないと、うまく暮らしていけないという認識が抜け落ちてしまうのである。

その点、博士は不格好でも、服にたくさんのメモをぶら下げ、自らの記憶障害がもたらす不具合を少なくしようとしていて、不自由は大きいのだろうが、なんとか一人で暮らせている。メタ記憶という概念がある。自分が何を知っており、何を知っていないかについての記憶という意味である。認知症では、このメタ記憶に侵襲が及ぶと考えられる。

確かに、「ぼけてしまった」「もの忘れが激しくなって「ぼけたなあ」と周囲に言われると傷つき、すまないという気持ちにもなる」と言う認知症者もいる。しかし、このような人でも自分がひき起こした、一つひとつのつまずきに対しては自らの責任ととらえることが難しく、失敗を指摘しても、あっけらかんとしていると映るような態度をとることが多い。なかには、かなり激しい記憶障害があっても「何も問題はない。もの忘れ？　いえ、大丈夫ですよ」という人さえある。しかし、彼らは決してしらばっくれているわけではない。

自らの病状を認識できない、という意味で病態失認とよぶ。この失認を伴うようになってはじめて、もの忘れは認知症特有の記憶障害になると考えられる。

見当識障害を認知症の症状にするもの

認知症にみられる見当識障害にも似たことが言える。つまり、認知症の見当識障害には、時間、場所、人物が分からなくなるというだけでは説明しきれない困難がある。たとえば、時間を間違えて、夜中に起き出し、「早く朝食をつくれ」と求め、「まだ外は暗いでしょ。夜中ですよ」と言っても、自分の間違いがただせない。

前著でも書いたが、迷子になって一晩行方不明になって警察に保護された人が、できるはずの電話をかけてこず、人に助けを求めることもしなかった。

認知症がなければ、交通事故にあって意識を失い、病院に担ぎ込まれても、意識が戻り、周囲から説明を受けると、その間の記憶が戻らなくても、そこが病院であることは周囲の状況からも理解できる。

認知症では、このように状況を読むというか、状況と自分との関係をつかむということがうまくできない。つまり、時間・場所・人物の認知が衰えるのだが、それだけではなく、自分の置かれた状況を把握して、自分のとるべき行為を選択することの難しさが、見当識障害を認知症の不適応に変えるのである。

認知症は単なる記憶障害、見当識障害をはるかに越えた障害なのである。このことについては、第二部で視点を変えて再検討する。

第四章　認知症の経過

1　原因疾患によって異なる経過

この章では認知症の経過について述べるのだが、経過は認知症の原因疾患によって異なる。その代表的な疾患であるアルツハイマー病と脳血管性認知症についていえば、前者は徐々に進行するが、後者は階段状に進む、といわれる。

確かに、それが典型例で、アルツハイマー病は徐々に脳の神経細胞が減少していくので徐々に進行する。ところが、脳血管性認知症では、あらたな小梗塞が生じると、その時点で急激に認知症が深まり、以後はプラトー、つまり進行のみられない、安定した時期がつづくのである。

また、急激な認知症の進行がみられるクロイツフェルト・ヤコブ病などという特殊な疾患もあれば、多くは徐々にしか進行しない、七〇歳代後半以降に発症したアルツハイマー型認知症のようなものもある。

しかし、認知症の典型は、やはり変性疾患による一次性認知症であろう。そこで、その代表であるアルツハイマー型認知症の経過について、順次、以下に述べる。前著でも大まかな概要を示したが、本書では、認知症のはじまりに焦点を当てて、やや詳細に述べよう。病は、そのはじまりにおいて、その病態の特徴が鮮明に現れることが多いからである。

2　前駆状態

年齢相応

年を取ると、多くの人がもの忘れを中心として認知能力の低下を訴える。そのような訴えに対して「年齢相応の記憶障害」(Age-Associated Memory Impairment：AAMI)という概念が提出されている。先に述べた良性健忘を言い換えたものだが、アメリカの国立精神保健研究所(NIMH)は、「加齢に伴ってみられる記憶力減退で、病気や診断名ではなく、生理的範囲であって病的過程を伴わないもの」と定義し、「最近の記憶について、記憶テストの成績が若年成人で得られた平均値の1標準偏差以下である」という客観的評価を加えている。

軽度認知障害

最近、「軽度認知障害」(Mild Cognitive Impairment：MCI)という概念が頻繁に論議されるようになった。

先のAAMIがあくまで生理的範囲にとどまるのに対して、これは生理的範囲と病的状態との境界と位置づけられる、以下のような概念である。

① 記憶障害の訴えがあり、第三者もそれを認めている。
② 年齢や教育歴に比して記憶障害の存在が証明できる。
③ 全般的な認知の障害はみられない。
④ 日常生活に大きな支障はない。
⑤ 認知症はない。

「認知症はない」という判断は、一つは、臨床的に見て認知の障害が認知症に比べて軽度で、ほぼ記憶障害に限局されており、日常生活に大きな支障をもたらすほどでもないということと、画像診断などで、背景に脳の器質性障害が見つからないということである。

この概念が話題になっているのは、軽度認知障害から認知症へ移行する割合が年間一〇～一五％あり、これは健常高齢者の一％といわれる率よりはるかに高いと報告されているからである。この段階での早期介入の報告も出されているが、まだその成果は確定していない。

3　初期認知症

初期認知症の概要

アルツハイマー型認知症は潜行性にはじまる。つまり、「年のせい」ですまされてしまうような記憶の衰えではじまり、後になってあれが認知症のはじまりだったのか、と追憶される。つまり、軽度認知障害の状態を経て発症するのである。

しかし、徐々に年のせいとばかりは言っていられないような行動が目立つようになる。

認知症の初発症状

認知症の初発症状については、さまざまな報告があるが、認知症の発症に家族が気づくのは、生活に支障を来すようなエピソード記憶の障害によってであることが多い。「今日は何曜日か」「お歳暮はすんだか」などと同じことを何度も尋ねる、金銭・通帳などの収納場所を忘れて大騒ぎする、同じ物を買ってきて冷蔵庫がいっぱいになる、トイレで便を流さないなどである。

精神症状や行動障害で気づくこともある。検査結果には異常はないのに身体的不調を執拗に訴える、抑うつ的になる、落ち着きがなくなり、ちょっとしたことで困惑する、旅行先などの慣れない場所で迷子になるなどである。もの盗られ妄想、嫉妬妄想のような妄想ではじまる人もいる。

初期アルツハイマー型認知症の事例

ごく初期のアルツハイマー型認知症の例を示そう。拙著『痴呆老人からみた世界』(岩崎学術出版社、一九九八年)でも紹介した事例である。

七三歳の女性。知人から自分の母親が「もの忘れが激しく、なんとなくつじつまの合わない行動がみられるので診てほしい」という依頼があり、診察した。診察場面では礼儀正しく、自ら「もの忘れが激しくなった」と訴えはするものの、最初の十数分間の面接では悪性健忘を思わせる所見に乏しかった。

遠方から診察を受けるために来たが、息子と待ち合わせた時間を間違え、行き違いになった、と言う。だが、その後、タクシーを拾ってかなり遠く複雑な道を息子宅まで行き着いた、とのことであった。むろん、このエピソードだけでは悪性健忘と断じることはできない。

ところが、このエピソードを語り、「まだ、自分はそんなにぼけてはいない」ことを伝えようとする雰囲気で、「長い間息子宅には来ていないのに、タクシーの運転手に指示をして、なんとかたどり着きました」と述べたが、知人に「一か月前に来たでしょう」と言われ、ちょっと不審そうな顔つきになって「あら、そうだったかしら」と首を傾げた。しかし、すぐに思い出した様子はなく、また、そのことで大きなショックを受けた様子はなかった。この段階で初めて認知症の最初期を疑った。

彼女は、自らもの忘れの激しさに悩んでいると繰り返し述べ、また、そのことで診察を受けることになり、緊張して二晩眠れなかった、と苦笑しながら話していたのだが、このような訴えと健忘のエピソードに対する、一見恬淡《てんたん》とした態度、つまり大きな動揺を示さず、周囲にはけろっとしていると映る態度との間にある差異は、私に強い印象を与えた。なお、MRIに異常所見はみられなかった。私は、初診で心理検査を課すことはまずしないのだが、別の医院で測定された改訂長谷川式簡易知能評価スケールは二一点で、認知症と診断できる値ではなかった。

初診から二日後、たまたま私は妻を伴って知人宅を訪問する機会があった。出迎えてくれた彼女は「先日はお世話になりました」とにこやかに挨拶してくれた。しばらくいっしょに過ごしたが、若干同じ話の繰り返しはあるものの、妻はまったく彼女の異常に気づかず、ごく普通の対応に終始した。しかし、彼女は妻との会話のなかで「ほとんどここには来ないのですが、久しぶりに来たら、ここは眺めがいいので寿命が延びます」と話していた。このことをめぐって診察場面で生じたことはすでに記憶にないようであった。だが、その晩、彼女は息子に「私はぼけてしまうのかしら」と暗い顔つきになってつぶやいたという。

この方は、その後、自宅を訪れる保険や株の外交員に勧められるままに次々と契約を結ぶようなできごとが重なり、一年半後には食事したことを三〇分後には忘れるなど、典型的なアルツハイマー型認知症の病像を呈するようになった。

病態失認的態度と不如意の感覚

この事例に私の経験を加えて、認知症のはじまりとして述べたかったことは、以下の三点である。

①　認知症の初発症状として周囲に気づかれる記憶障害は、エピソード記憶の障害であることが多い。

②アルツハイマー型認知症にはその初期から病態失認的態度がみられる。つまり、一見記憶障害に思い悩んでいるかにみえても、一つひとつのもの忘れのエピソードに対しては、意外なほどに動揺を示さない。このような病態失認的態度を伴ってはじめて記憶障害は日常的不適応を生み、認知症特有の記憶障害に転化する。

③個々の健忘のエピソードに対しては病態失認的態度を示すにもかかわらず、初期アルツハイマー型認知症を生きる者には日常生活上のつまずきが蓄積して生じる不如意の感覚、つまりなんとなくうまくいっていないという感覚、あるいは自我が解体していく漠たる予感と不安が存在する。

このようなズレは、アルツハイマー型認知症がかなり深くなるまでみられるのだが、後述しよう。

抑うつ

認知症の前駆期あるいは初期に抑うつ症状がみられることが少なくない。

この時期には自らの認知レベルの低下に必死に抗して、なんとか日常生活を維持していこうという必死の努力が尽くされている。それまでならごく当たり前にできていたこと、車の運転、家事、間違えずに行先へたどり着く、人と会話する、テレビの筋を追うなどがその都度、大変な努力をしないとできなくなる。逆に言えば、懸命に努力すれば、なんとかなし遂げられることが、まだ多い。

しかし、これでは疲れ果てるだろう。ぐったりして意欲をなくしたように周囲に映ってしまう可能性がある。前駆状態や認知症の初期にみられる抑うつ症状のかなりの部分が、このようなメカニズムで生じていると私は考えている。

前著で紹介し、あとでも詳細にふれる認知症者、クリスティーン・ブライデンさんは、自らの思いを語り続ける、いわば「認知症体験の語り部」だが、「脳に負担がかかりすぎると、ちょうど電気回路がショートしたようで、脳の電流が途絶えてしまう。私はぼんやりとうつろな表情になって、周囲で起きていることから引きこもってしまう」と述べている。そして、「うつというよりバッテリーに充電する時間が必要なだけかもしれない」と解釈している。

ちなみに、この時期にみられる抑うつには、抗うつ剤は著しい効果を示さないことが多い。

人柄の変化

認知症が人柄の変化としてはじまることがある。長年、国立菊池病院の院長をしておられた、認知症ケアの先達、室伏君士《むろふしくんし》は次のように説明している。

「認知症の目立たない当初にまず気づかれることは、その人が長年にわたって磨き獲得した個性的な知的特徴、つまり知性的なものが衰退してくることである。これはその人の持ち味になっている繊細な感情反応、道徳的態度、対人関係の配慮、情熱的あるいは冷静な関心や努力が平凡化してくることである。これは微妙に融合して、その人の態度となって日常化している特性なので、その変化は身近な人の接触によって分かるが、それだけに年をとったからと容認され、自然なものとされて看過されてしまうことも多い」

付け加えることは何もないが、私の出会った方を示しておこう。

八三歳の女性。当時は珍しかった女学校を出ており、礼儀作法にうるさい人で、夏でも外出するときには絽《ろ》の着物をきちんと着けてでないと気がすまない人だった。その考えは家族にも向けられ、嫁が畳の縁を踏むと何もいわずに物差しでピシャリと打った。襖《ふすま》の開け閉めも立ったままでは許さなかった。

ところが、数年前から普段着で外出するようになり、曾孫《ひまご》が大騒ぎしてもニコニコと見ているようになった。子どもや孫たちは「私たちの小さい頃とはずいぶん違う。うちのおばあちゃんも普通のおばあちゃんになった」と喜んでいたが、その後、徐々に認知症が明らかになった。

そうなってはじめて家人は、このような人柄の変化を認知症の始まりとして思い起こすことになった。

脳血管性認知症などでは、まったく人柄が変わってしまうこともある。たとえば、こんな方がおられた。

七七歳の女性。意識障害を生じ、右被殻部梗塞と診断された。一時は脳出血も生じ、生命も危ぶまれたが、なんとか退院できるまでになった。ところが、以後、情動のコントロールが難しくなり、機嫌のよい時にはディケアの集団活動に参加し、表情よく歌ったり、ゲームに参加したりするが、機嫌が悪くなると、手を振り上げ、蹴飛ばし、「馬鹿たれ」などと罵詈雑言を浴びせかけ、唾をとばす。時には抑うつ的になって「死んだ方がよい」などと言い、舌を噛もうとする。このような動揺が日によって、時間によって生じる。

病前は上品で、とても優しく、娘たちの誇りだったらしい。娘たちは「これは私の母親ではありません」と泣いた。

人柄の先鋭化ということもよく言われる。私の経験上、認知症になっても大半はその人柄には大きな変化がみられず、もともとの人柄の延長線上にあることが多い。ただ、なかにはこれまでの人柄が極端なかたちで現れることがある。

もともと慎重だった人が疑い深くなり、頑固だった人が自己中心的になって人を寄せつけなくなる。鷹揚だった人が鈍感になり、短気だった人が始終ガミガミ言うようになり、粗暴になる……などである。

家人は、このような変化に辟易《へきえき》するが、「昔から、この人はこうだった」と言い、病の症状としては認めたがらないこともある。なかには、病の結果と考えられず、若い頃、自分が受けた仕打ちへの報復として老人虐待に結びつくことさえある。

4　中等度認知症

中等度認知症の症状

認知症がさらに進むと、記憶障害は近時記憶だけではなく、長期記憶にも及ぶ。簡単な計算も難しくなり、釣り銭の計算ができなくなる。見当識障害は時間だけではなく、場所に及び、通い慣れた道でも迷子になる。言語障害が進み、「あれ」「それ」といった代名詞が増え、文法も乱れてきて、文脈を追いにくくなる。

初期は記憶障害を主徴候とし、妄想や不安、心気症などの精神症状をともなうことが多かった。ところが、中期では行動障害が前面に出てくる。そのために介護は難渋し、本人の混乱も大きくなるので、混乱期ともよばれる。

徘徊、いらいら、気分の急激な変動がみられ、興奮や攻撃的な言動がみられる。自分の物と他人の物との区別がつかなくなり、他人の物を無断で持ち帰る人もいる。火の不始末がやっかいな問題になる。いくらでも食べてしまう多食、食べられないものを口にする異食が問題になることもある。

陽性症状と陰性症状

ただ、ここでふれておきたいのは、ここまではだれの目にもつく症状で、陽性症状とよばれるのだが、実は中期に至って陰性症状の頻度が高まる。つまり、意欲が失われ、それまでやっていた家事や趣味などをまったくしなくなり、一日中、何をするでもなくこたつで過ごしていたりする。退屈している様子もない。

認知症の症状というと、どうしても陽性症状に目が向けられがちだが、認知症という病は、生きるエネルギーを奪うところに実は最大の問題があって、そこに援助の手を差し伸べねばならない、もう一つの問題の核心がある。

とくに周辺症状のケアに難渋した人が落ち着くと、安心して、つい目を離しがちになる。ところが、その時にはすでに陰性症状がはじまっていて、エネルギーを保持し、引き出すケアに転換しなければならない時期に達していることがある。ケアは時間軸でも見直す必要がある。

5　重度認知症

認知症がさらに重度になると、日常生活全般にケアが必要になる。文法が乱れて何を言っているのか分からなくなり、さらに言葉が失われて、喃語《なんご》(赤ちゃん言葉)様の「ばぶばぶ、ばー」などという、慣れない人にはまったく意味をなさない言葉だけになる。もっとも、長年ともに暮らしていると、漠然とだが、何を訴えているのかが分かることもある。

たとえば、デイケアで編み物をしている人に「おやつにしましょう」とスタッフが声をかけると「いいねえ。もうやまいすめんでしょうに。子どもったらじゅんでしょうよ。子どもらよ。ここらじゅうに、いっぱいおるでしょうが」と答え、食べようとしない。確かに、これでは何を言ってるのか、よく分からない。

しかし、「そろそろ休憩してもいいかな。でも、おやつなら子どもが先でしょう。まず、子どもらにあげてくださいと言っているようにも聞こえる。そこで「子どもさんたちには、先に差し上げましたよ。喜んで食べていただけたので、これはあなたの分です。どうぞ、お召し上がりください」と言うと、にっこり笑っておやつを手にしていただけた。

最重度になると、歩行も難しくなり、さらには坐ることも難しくなって寝たきりになる人もでてくる。さらに、食物を飲みこむのも難しくなり、誤嚥《ごえん》(喉詰め)しやすくなるから、食事介助には細心の注意と技術、工夫が必要になる。けいれん発作がみられることもある。覚醒・睡眠リズムがはっきりしなくなり、一日中、うとうと眠っているような意識状態になり、全体的に身体ケアの比重が増す。

ここまで述べてきたのは典型的な経過であり、アルツハイマー型認知症がこのような経過をすべてたどるというわけではない。全経過は数年から二、三〇年にわたっていて幅広いが、やはり若年発症の例は経過が早いのが通例である。

一方、七〇歳代後半以降の発症者のなかには、ごくゆっくりとしか認知症が進行せず、長い経過の後に天寿を全うした、というような穏やかな死を迎えられる方も稀ではない。

第五章　アルツハイマー型認知症と脳血管性認知症

この章では認知症の代表的な疾患であるアルツハイマー型認知症と脳血管性認知症とを、異なる二つの視点から比較検討してみよう。両者の典型例については、ケアも異なってくることを示すためである。

1　医学的視点から

異なる疾患

すでに述べたように、アルツハイマー型認知症は変性疾患で脳の病だが、脳血管性認知症はもともと血管の病である。つまり元来はまったく異なる疾患である。

だから、ケアの主要課題も、両者は異なる。アルツハイマー型認知症は医学的には原因不明であるから、彼らの体験に添ったケアが主体とならざるをえない。最近、ドネペジル（商品名アリセプト）という抗認知症薬ができたが、一般的には認知症の進行を数か月遅らせるにとどまる。

一方、脳血管性認知症に対しては、その原因となった血管障害の再発を防ぐことによって、認知障害を深めないケアが求められる。つまり、高血圧、糖尿病、高脂血症などに対するケア、たとえば食事療法が、認知症のケアとしても中心課題の一つになる。

むろん、脳血管性認知症に対しても彼らの体験に添ったケアが不要なわけではない。また、アルツハイマー型認知症が深まれば、身体的ケアの課題が増えてくる。しかし、身体的ケアと言っても、二つの疾患では、その意味するところは自ずと異なっている。

意識の病としての脳血管性認知症

アルツハイマー型認知症は徐々に進行するが、脳血管性認知症は小梗塞が生じたときなどに階段状に進行することはすでに述べた。ここでは別の角度から述べてみよう。

アルツハイマー型認知症は、まず人柄の変化からはじまり、それが認知の障害に及び、さらに重度になると意識の障害を生じ、一日中うつらうつらして、睡眠・覚醒のリズムがとれなくなる。このことは、すでに第一部第四章で述べた。

ところが、脳血管性認知症の場合は、これとまったく逆で、まず梗塞、出血などによって意

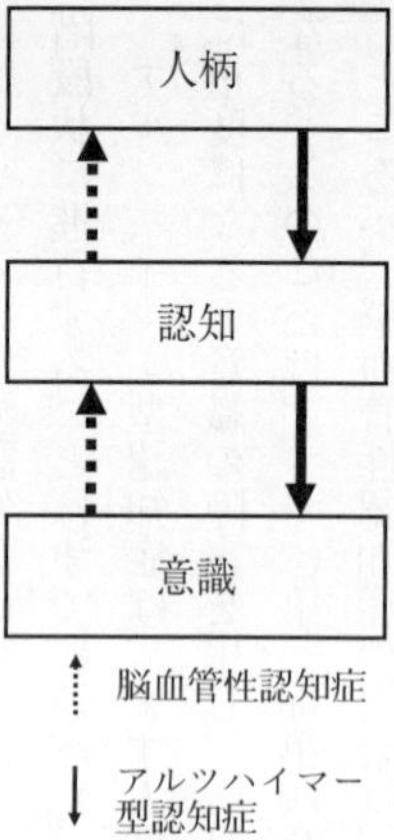

図2　認知症の経過

識障害が生じ、そこから回復しても認知障害が残存し、礼儀や規範といった社会的人格は、かなり認知症が深くなるまで比較的保持される（図2）。

脳血管性認知症が意識障害からはじまるとしたのは、典型例についての記述だが、それ以上に、脳血管性認知症は意識の病という側面が強い、と私は考えている。

具体的に述べよう。脳血管性認知症のすべてではないが、一つの典型として、このような人がいる。朝「おはよう」と声をかけても呆然としていて答えがない。まだしっかり目を覚ましておられない、という感じである。ところが、昼頃にはすっかり元気になって、顔つきまですっきりし、彼らの方から「先生、お世話になってます」などと声をかけていただける。

その中間くらいの時間帯に、とくに感激するようなことがなくても涙もろくなる人がいる。「今日はいい天気ですね」と話しかけただけで「はい」という答えと同時に涙がどどっとこぼれる。情動失禁と名づける。いわば、情動のお漏らしである。

ところが、ちょうどその時におむつ交換をしようとスタッフがやってきて、「下着が濡れてるようですから替えておきましょうね」と声をかける。とたんに不機嫌になり、「濡れてなんかおらん！」と激怒される。情動のコントロールが困難になっているのである。

私たちが疲れ切っている時のことを思い浮かべていただきたい。いつもは涙など見せない人がテレビを見てボロボロ涙を流し、家人にからかわれたり、変にいらいらして怒りっぽくなったりすることがあるだろう。このような時には周囲の物音に敏感になり、とてもうるさく感じることも稀ではない。注意を集中することが難しくなり、作業にもミスが増え、机の角に思い切りぶつかって青あざをつくったりする。脳波を測定すると半分眠っているような波形が検出される。

これに近い現象で、情動失禁がみられる時間帯は、中途半端な意識状態にあるといえるだろう。しかし、ケアに難渋するからといって向精神薬を過剰に投与すれば、全体的に意識レベルが低下し、確かに攻撃性などは押さえられるが、これを治療と考えてはならない。ケアによって生き生きとした暮らしをつくりだし、覚醒する方向に働きかけるべきである。

「まだらぼけ」という言葉

このように、脳血管性認知症の人たちは日によって、あるいは一日のうちでも覚醒度のゆれがみられる。そのゆれに従って、情動にも認知レベルにもゆれが生じる。これは心的機能に由来する現象というより、心的機能の基盤にある意識の領域で生じている事態である。

日常語として「まだらぼけ」という言葉がある。できないことがあるかと思うと、よく分かっていることもある。自営業の人が、記憶障害ははっきりしているのに、仕事場に出てきてかなり的確な指示をし、間違いを叱責したりする。それがかえって家人らを困惑させる。このようなときに用いられる。

その典型例はやはり脳血管性認知症である。それは彼らの脳病理を考えても納得いくだろう。アルツハイマー病の脳には全般的萎縮がみられるのに対して、脳血管性認知症は脳の血管に梗塞や出血が生じ、その血管によって養われていた脳の部分だけが損傷を受けるのだから、損傷を受けた脳と損傷が及ばなかった脳とが併存している。

さらに、その背景に意識レベルの変動があることを加味すれば、理解は深まる。

つまり、ある横断面でみても、彼らの認知障害には深い障害が認められる部分と障害がほとんどみられない部分とが混じりあっているのだが、時間軸でみても、彼らはやはり「まだら」であることが分かる。だから、遺言能力の判定などの際、難しい問題が生まれる。日によって時間によって認知レベルのゆれが認められるのだから、どの時間帯に遺言がなされたのか、あるいはこのような事例では、一般にどの時点でその能力は判定されるべきか、というような難題である。

2　生き方という視点から

共同性に偏した生き方、個別性に偏した生き方

生き方もこの二つの疾患をかかえている人は正反対であると私には思える。むろん、両者には認知症という共通点があり、一人ひとりの異なりも大きいのだが、ここでは典型例で考えてみよう。

人は誰とも代替のきかない「私」を生きている。哲学者は独我論とけなすかもしれないが、この実感は私たち大半のものであろう。しかし、一方で私は「私たち」を生きてもいる。人は一人で生きることはできない、と言い替えていいのかもしれない。私は私たちの世界に溶け込んでゆく存在でもあるのだ。

前者のような生き方を個別性と呼び、後者のような生き方を共同性と名づけると、私たちはこの個別性と共同性とをうまく統合して生きているに違いない。ところが、アルツハイマー型

認知症は共同性に偏した生き方を、脳血管性認知症は個別性に偏した生き方をしているようにみえる。

馴染みの仲間

デイケアや入所ケアにあたっていると、室伏君士がいみじくも「馴染みの仲間」と名づけた現象に出会う。デイルームの一角で数人の女性が談笑している。何の屈託もなさそうな笑顔でうなずき合い、肩を叩き合うなどして仲むつまじい。一人が指さす方を皆が見て、話はさらに盛り上がっているようである。そっと後ろに立って何を話しているのかと聞き耳を立てる。

「今日は皆さん、ようお集まりで」

「そうじゃそうじゃ、うちの息子はいい息子よ。家を新築してくれよってな」

「ほんに、今日は暖かいなあ」

「そういうことよのう」

誰か一人がなぜか声を出して笑いだす。「あんたは笑い過ぎじゃ」と言いながらみんなが笑っている。話の多くはすれ違い、時には偶然のように交叉しながら、倦《う》むことなく続いている。

一度出会うと、あの何ともいえないふんわりした暖かい雰囲気は忘れられない。

このような会話は「偽会話」とよばれる。確かに論理的な言葉の交流ということからいえば、そうなる。しかし、そこには確かな心と心の交わりがある。食事したことを忘れて食事を要求し、スタッフに「さっき食べたでしょ」と言われて気色ばみ、一触即発の険悪な雰囲気になっていても、くだんの「馴染みの仲間」が「何ごちゃごちゃ言ってるの。こっちにおいでよ」と呼びに来ると、あっさり手をつないで去っていく。スタッフは「負けた」という表情になって見送っている。

この人たちはほぼ決まったメンバーで、その多くは認知症がやや進行したアルツハイマー型認知症の女性である。彼らは「私忘れ」とでも言おうか、明確に自己主張するということがあまりない。

共同性に偏した生き方といったのは、このような事態を指している。

自己主張が強い脳血管性認知症

それに対して、プライドが高く、ややかたくなに自己主張を押し通そうとされるのは、脳血管性認知症の方に多いようである。個別性に偏したといったのは、彼らは孤高を生きるというか、少なくとも「馴染みの仲間」には入らず、よほどおとなしい人でないと、なかなか入れてももらえない。しかし、確固とした「私」が残っているともいえる。先に経過の異なりとして述べたことを思い出していただきたい。

交流があるのはスタッフか、元々の知人か隣人、あるいは職業などを同じくした人たちで、かなり論理的に筋が通った話を、集団を形成するというより、ふたりで向き合ってしておられる。

もう死語かもしれないが、井戸端会議の女性をイメージさせるアルツハイマー型認知症、かつて「社長」「先生」などとよばれていた、プライドの高い男性をイメージしやすい脳血管性認知症というところだろうか。

ケアの異なり

ケアも、両者ではかなり違っている。

室伏はアルツハイマー型認知症については「説得より納得」が必要で、論理的な言葉によってというより、むしろ馴染みの人間関係をつくって安心してもらうことに主眼をおくべきである、と言う。それが虚構の世界であろうと、ケアスタッフはそこに同化してケアに当たるのがよい。彼らは「今」に生きているので、その時々の日課を提供すべきで、「馴染みの仲間」に代表されるような小集団の形成が彼らの安住を助ける。

それに対して、脳血管性認知症には個別的に対応すべきで、気分の変動が激しいから、ケアスタッフは十分に彼らの言い分を聞き、理に適った論理的で現実的な対応をすることが必要になる、と言う。

雨宮克彦という認知症のケアを続けてこられた方がいる。もともとは精神科医で、大分で特別養護老人ホームを中心に「総合ケアセンター泰生の里」を主宰なさっていた。彼はコンピュータになぞらえて、アルツハイマー型認知症は記憶素子が壊れた状態であるのに対して、脳血管性認知症は基盤の電気配線がところどころで切断されている状態である、と言う。

その上で、ケアについて次のように主張しておられる。

「アルツハイマー型認知症は記憶が断片的になりやすく、過去や未来を欠いて今を生きているが、そのためにかえって強い不安をもっている。そこで、彼らは集団のペースに乗せて、大勢で、にぎやかに、がやがやと生活していくのがよく、肩を組んだり、手をつないだりして身体接触を密にした方がよい。

彼らは理屈、損得、矛盾のない虚構の世界を生きており、これを現実の理屈世界に引き戻そうとするとかえって不安定になるから、スタッフは俳優のように、この虚構の世界のなかに入り込んでケアした方が、彼らは生き生きと穏やかな暮らしができる。だから、集団処遇が向いていて、認知症の人だけを集めた分類処遇が望ましい。

一方、脳血管性認知症は、静かな環境で、個室あるいは気のあった者同士の二人部屋を用意し、その人のペースでゆっくりと、一定の距離をとりながら、個別にケアしていくことが大切である。彼らは現実の理屈の世界に住んでおり、認知症の人だけの世界に入れると、認知症が深まる危険性がある」

さすがに、長年、認知症の人をみてこられた方の貴重なご意見だと思う。雨宮先生は二〇〇三年一二月、急逝された。本当に惜しい人を喪った。

ボール遊びの場で

さらに具体的に、ビーチボールを使った遊びの場の情景を紹介しよう。

かなり重度の認知症者のグループワークで、輪になって、横にいる人にボールを次々回してゆき、音楽が止まったときにボールを持っていた人が「罰ゲーム」として歌を披露するという遊びをしている。

そのような単純なゲームでもアルツハイマー型認知症の人たちはお互いに声を掛け合って、

結構盛り上がり、途中でボールを落としたりすると大笑いし、なかには拾いにいって次の人に渡してやったりしている。

ところが、脳血管性認知症の人たちはあまり面白くなさそうにしている。なかには「子ども扱いするな！」と怒り出す人もいる。確かに一理ある。「うるさい！」と怒鳴る人もいる。覚醒度が十分でないと、ボールを抱きしめ、次の人に渡さないこともある。それを取り上げようと隣の人が奪うように手を出すと、怒りだす。

ところが、真ん中にスタッフが立ち、一人ひとりの名前を呼びかけ、ボールを投げて打ち返してもらうようにすると、覚醒度が低かった人も徐々に目覚めてきて、強烈なアタックを打ち返すようになる。「もっとゆっくり打って」とお願いしても、コントロールがきかないようで、やはり打ち返すボールは強烈である。

片麻痺があって、とくに足首の関節の拘縮が強かった人がいたが、個別のリハビリにはなかなか乗っていただけない。ところが、その都度、呼びかけながらボールを根気よく脚に投げていると、動きにくい足で、少しずつ蹴り返してくれるようになったことがある。

脳血管性認知症にとっては、集団も必要なのだが、そのなかでもやはり一対一で向かい合って関係をむすぶようなケアが中核になることがお分かりいただけただろうか。逆に、アルツハイマー型認知症の方を、一対一でケアしようとすると難渋することが多い。彼らのケアには、どうしても集団がほしくなる。

介助の場で

このような差異は、日常の介助の場でもみられる。

やや進んだ認知症の方は、入浴をおっくうがられることがよくある。だから、施設などでは浴室での介助も大変な仕事だが、そこまでの誘導に難渋することも多い。

アルツハイマー型認知症の方に対しては、馴染みの仲間たちとしばらく談笑し、あるいはいっしょに歩き、「では、これからみんなで風呂場にゴー！」などと、ややトーンをあげてお誘いすると乗ってきてくれることが多い。手をつないでいそいそと歩き出してくれるのである。アルツハイマー型認知症の方々といっしょにいると、こんなお祭り的雰囲気になりやすく、どうしても声がちょっと高くなる。

ところが、脳血管性認知症には同じようなかかわり方ではうまくいかない。「お前はわしを馬鹿にしているのか！」と叱られるのが関の山である。静かな部屋で、一対一で向き合い、やや低い声で「すみません。いつもうちの風呂場はいっぱいで。でも、今日は一番風呂を用意しましたから、今のうちに是非お入りください」とお願いするのである。

　このような方々のことも考えて一人風呂をつくったところ、入浴を拒否されることがずいぶん少なくなった。

第六章　告知をめぐって

進まない認知症の告知

認知症の告知をめぐっては賛否両論ある。そして、告知はほとんどなされていないのがわが国の現状である。むろん、告知といっても、私が大半そうしてきたように「あなたのもの忘れは年のせいと言うだけではすまないでしょう。やはり病気と考えて専門的な治療やケアを受けられた方がよいと思います」と伝え、提供できる治療やケア・プログラムをお示しするという程度のものから、たとえばアルツハイマー病というような病名の告知、さらには経過から生命予後の予測を伝えることまで、さまざまあり得る。

私が病名まで告知したのは、ほんの二、三割の方に限られていて、ほとんどの方には先のような伝え方をしていた。

当然のことだが、告知は本人の益になるようになされるべきで、隠し通すことをもってよしとはしないが、しかし、初診で病名から生命予後まですべてを伝えるというのはどうだろう。

また、告知するだけで、ショックを受けた本人や家族に、以後何のかかわりもしないなどは、乱暴きわまりない。

最近は「インフォームド・コンセント」という法理が常識になってきた。十分な情報を提供し、病者の選択のもとに治療を進めねばならないという意味である。そのなかには病名も含まれる。正しい考え方だと思う。ケア現場でも、もっとこの流れを尊重すべきであろう。何も説明せず、ケアを強制するなどということはインフォームド・コンセントの法理に反する。インフォームド・コンセントは、何も医療現場に限った考え方ではない。

しかし、私はインフォームド・コンセントという言葉を聞くたびに、患者には「聞きたくない情報は聞かないですませる権利」もあるはずだと感じる。だから、彼らが何を情報として欲しているかが分かった時点で告知しても、遅くはないだろう。

告知に対する家族の考え

家族も、本人への告知については一般的に消極的で、「病名は絶対伝えないでください」と言われる方が圧倒的に多い。

告知に積極的な家族は「車の運転が危なっかしいのでキーを取り上げたいのだけれど、そのためには病名をはっきり伝えてください」と言われるような場合である。あるいは「財産処理を早急に進めなければならない」「職場のミスが増え、会社側から何度も苦情を聞かされている。このままでは本人がかわいそうだから、退職を考えてもらいたいので」といった事情の方もある。

ただ、このようなことを欧米の専門家にお話すると不思議そうな顔をされる。「病名は本人に属する情報だろう？ 本人には伝えるけれど、本人の要請で家族や周囲には伝えないでくれ、と言われて家族への告知は行わないというなら分かるけど、その逆はおかしいのではないか」と言うのである。正しい指摘だろう。

しかし、欧米でも家族には大半告知が行われているが、本人への告知は約半数に過ぎない、という報告もある。もっとも、わが国では、半数にはとうてい及ばないだろう。

ただ、医師も家族も告知に躊躇するのは、認知症を治療やケアの方法のない、絶望的な病とする誤解や偏見がまだ世にはびこっているからである。だから、問題は告知の是非というより、この誤解を解き、ケアの質をもっと高めて、「認知症をかかえても生き生きと暮らせる道は必ずある」(これは、かつて私が勤務していた老人保健施設桃源の郷の「理念」として文章化したものの冒頭にあったものである)という確信を社会が共有することにある。

このような背景が告知以前に、診断を遅らせてもいる。だから、認知症の診断は初発と考えられる時期からかなり時間を経てなされているのが現実である。家族が変調に気づいていても、家族も本人も専門医への受診をためらう。結局、身体的不調などを理由に連れてこられる。認知症の原因疾患の特定のためにも、以後のケアのためにも、血液検査や心電図などの身体的検索は欠かせないから、医師が心得て対応しさえすれば、騙されたという思いで帰られることはまずない。しかし、告知はますます難しくなる。

最近は「もの忘れ外来」という呼称の、敷居の低い外来が増えたから少し事態が改善した。さらに、認知症がだれもがかかる病という認識も広がったから、以前に比べれば発症から初診までの期間はかなり短縮された。自ら「最近、もの忘れがひどくて」と訴えて来院される方も増えた。「認知症という告知を受けて、かえって落ち着いた」と言われる方も少なくない。それはむろん、医師の対応や以後の治療、ケアが適切になされれば、の話である。

かかりつけ医からの紹介も増え、地域に必ずといっていいほどある在宅介護支援センターに家族が相談に行き、そこから紹介されて外来においでいただいた方も多い。すでに別の理由で介護保険を利用されている方が、担当のケアマネージャーに付き添われてこられることもある。

病、障害を対象化する

私はこの数年、臨床現場から離れているのだが、今ならもう少し告知する人は増えるのではないかと思う。がんの告知が当たり前になってきたように、これからは認知症の告知も進むだろう。認知症を絶望的な病と考えずに、認知症という病、障害を対象化して、認知症を病む人と共同で行う作業が少しずつはっきりしてきたからである。

また、認知症の前駆期あるいは初発時には、自らの記憶障害などによって生じる不安や葛藤にさいなまれている人が多く、そこに治療やケアを届けるためには告知が不可欠である、と考えるようになったからでもある。

先に述べたように、欧米では、かなり告知が進んでいるようである。それは、欧米では病や障害に一人ひとりが立ち向かい、自立を維持し、回復するための努力を尽くさねばならないという考え方が、ほとんど疑いようもないこととして血肉化しているからであるように思える。

自分が求めることを明確に伝え、嫌なことは嫌！　と拒否する権利などは、改めて言うまでもないこととして多くの人の心に染みついている。逆に言うと、きっちり自分の考えを主張しない人に対しては、それは本人にも問題がある、という非難が知らず知らずのうちに浴びせかけられるようである。

ところが、日本では家族に身を任せ、自分の選択というより家族の意向に気配りして暮らす、そのためには言いたいこともちょっと遠慮して控えるというような生き方が、むしろ今の高齢者の多数派ではないだろうか。家族の暖かい手に支えられて余生を送る。そんな老いが理想とされているといってもいいだろう。

「かわいい!」というのが高齢者に対するほめ言葉で、自己主張が強い人は「かわいくない」とちょっと敬遠される向きがある。専門家が「かわいい」「かわいくない」というような言葉遣いをするのはいかがなものかと思うが、欧米のようにどのような事態に陥っても自立に向かって努力しつづけることを強いられるのはちょっときついなという気持ちが私にもあって、これはどちらがいいか、正しいかという議論ではないのかもしれない。

だが、一人暮らし、老夫婦だけの生活が増え、高齢者介護についての考え方も変ってきた。また、介護保険にみられるように介護の社会化もすすんできたから、これからは高齢者の生き方、考え方にも大きな変化がみられるようになるのかもしれない。

「小山のおうち」の実践

最後に、出雲市でユニークな実践を繰り広げている「小山のおうち」というデイケアの紹介をしておこう。ここでは認知症を生きる不自由を、認知症をかかえる人自身が言葉にし、対象化する試みが展開されている。

毎日のように、自分のもの忘れとそれに伴う感情を主題とするグループワークが行われる。それを文章化もする。たとえば、次のような文章である(かなづかいなど一部改変)。「長生きしてもよい」という題である。

「最近、もの忘れをするようになった。もの忘れは悪いことです。なさけないことです。もの忘れは人に迷惑をかけることではない。だけどいやです。思うことが言われんのは悪いことです。早く死にたいです。それほどもの忘れはつらいです。もの忘れするのは、もうどうしようもないのです。思うこともできないから、自分は早く死にたいです。

もの忘れする以前は、思うことができた。畑仕事、その他なんでもできた。田麦ほり、あぜぬり、しろかき、なんでもできた。

今は、何かしたくても、やる気があっても、何をしてよいかわからない。でも、やることを言ってもらえたら、まだやれる。

何もすることがないから、死んでもよいと思う。することがあれば、まだまだ生きたい」

このような文章をもとに、話し合う。とことん話し合う。そして、「長生きしてもよい」という題がつけられる。この日、彼女は「つらかったけど、楽しかった」と言って帰途につくのである。

このように、自らの不自由を、それに伴う感情とともに対象化させている。その思いを市民に話す機会が設けられたこともある。

ちょっと間違えると、とんでもない結果をもたらすであろう実践である。しかし、このデイケアの場には彼らの不自由を受けとめるとても暖かい雰囲気があり、また「もの忘れしたっていいいじゃない」という心底からの実感をもったスタッフに支えられて、このように不自由を対象化する試みがなされている。そのことを避けて「受容」するなどというのは、逃げであり、差別ですらある、とスタッフは考えているように思える。むろん、それはグループワークの高度な技術に裏打ちされている。

それらが合わさった見事な実践である。告知を行うとすれば、このような実践に伴われねばならないだろうと考えて、ここで紹介した。

向き合ってもらうケアと包み込むケア

これまでのわが国における認知症ケアは、自らの障害と向き合わせるようなものではなく、失敗しても、それを指摘したりなどせず、暖かく包み込むようなケアが主流だった。そのようなケアが続くとすれば、果たして告知は必要だろうか。

この両極端のケアを「向き合ってもらうケア」と「包み込むケア」と名づけておこう。

私は、どちらが正しいというものではなく、人によって、病態によって、状況によってその都度、使い分けるという、ひどくあいまいな姿勢で臨んできた。

「小山のおうち」の実践を、私はだれよりも高く評価している。しかし、それを「向き合ってもらうケア」一辺倒と考えるのは間違っている。失敗してもいいではないかという「包み込むケア」が徹底していないと、とうてい彼らのような実践はできない。また、これ以上の「向き合ってもらうケア」が難しいと判断すると、スタッフは絶妙なタイミングで引きあげている。

もう一つのミソは、彼らがほとんどもの忘れに限定して彼らを向き合わせているという方法論にある。もの忘れなら年をとればだれもがかかえる不自由である。それを病気ととらえること自体間違っているのではないか、というのが彼らのいわば哲学である。

しかし、「認知症は単なるもの忘れをはるかに超えたもの」(クリスティーン・ブライデン)である。認知症の進行という問題もある。それは場合によっては身体を巻き込み、生命予後も認知症をかかえていない人に比べれば格段によくない。

「小山のおうち」では、これらすべてに認知症者を向き合わせているのではない。いわば、認知症を病む不自由をもの忘れに焦点化させることで、他の課題に対しては包み込むケアになっているのではあるまいか。

しかし、これだけでは私が何を言いたいのかを、お分かりいただけないかもしれない。「向き合ってもらうケア」は何となく分かるが、「包み込むケア」と言っても、何を、どのように包み込めばよいのか分からない、と言われそうである。それが第二部の中心課題である。

第二部　認知症を生きる心の世界

第一章　ある私小説から

1　青山光二『吾妹子哀し』を読む

純愛小説

第一部は、客観的、医学的な認知症の理解であり、いわば「外側からの見方」である。第二部では、認知症をかかえることの不自由と、その不自由を生きる人たちの心のありかを、つまりは彼らの内側を訪ねることにしようと思う。

この二つの見方をつなぐために、前著では耕治人《こうはると》の小説を引用し、認知症を病む者の思い、介護する家族の思いを語った。ただ、耕さんの小説はもう手に入りにくくなっている。そこで今回は青山光二の『吾妹子《わぎもこ》哀し』（新潮社、二〇〇三年）を紹介しよう。

青山さんは九〇歳を越えた現役作家で、この小説には二〇〇三年の川端康成賞が授与されている。これは純愛小説である。究極の愛のかたちが描かれている、といってもいい。私はなまじっかの純愛小説を読んだり、映画を見たりすると、どこか気恥ずかしい感じがして敬遠しがちである。しかし、お人柄でもあろうが、九〇歳を越えた作家の純愛小説は、読み終えた時の後味がすこぶるいい。

この表題は「妻よ哀れ」という意味だろうが、この「哀れ」には「かわいそうに」というだけではなく、「いとおしい」という意味が込められているに違いない。この小説は私小説、つまり実際にあった体験を元に書かれているようである。

小説では杉という名前になっているのだが、若い頃、杏子という女性を深く愛して結婚する。そして、人生の節目節目、とくに疎開や杉の「応召」のように二人の間を割くできごとが起きるたびに、杉は「杏子に銃口を向ける者があれば、お前はそれを遮って立てるかと、その折り折りに杉は自分自身に問いかけたものだった。なぜか、その折り折りに、幻想として銃口が浮ぶのだ」。そして、「立てるとも。さあ、射ってみろ」と杉はその都度、答えてきた。

「それから何十年が経ったのか。今また杉は銃口の前に立っている。銃にこめられた弾丸はアルツハイマー型痴呆症だ」というわけで、青山さんの介護体験が小説になっている。子どもたちはみんな自立していて、今はふたり暮らしである。

印象的な場面がたくさんあるのだが、そのいくつかを紹介しよう。

寂しい

ある深夜、気配に気づいて杉が目を覚ますと、杏子がベッドにいない。起きあがってみると家中の電灯がすべて点けられていて、杏子は階下の長椅子で毛布をかぶって眠り込んでいる。「どうしたんだ、風邪ひくじゃないか、さぁ、起きて階上《うえ》へ行こう」と声をかけるのだが、なかなか立ち上がってくれない。「あなたも、ここで寝たら」と言う彼女を抱え上げるようにして立たせると、杏子は杉にしがみついて「寂しくて、わたし、じっと寝てられない。こんな気持、わからないでしょ」と言うのである。そこで杉は「寂しいのか。それで家じゅうの電気、点けてあるくのか」と納得する。

心筋梗塞の既往がある杉だが、「さぁ、目をさまして――。山登りだ」と声をかけ、あらん限りの力を振りしぼるように杏子を二階にあるベッドに連れてゆき、寝かしつける。

杏子は「いっしょに寝て」と言う。そこで、杉が脇にもぐりこむと、彼女は「いちばんだいじな人」と杉に抱きついて言うのである。「どちらからともなく、お医者さんごっこを始めた。杏子のかんじんの部分は、ちゃんと濡れていた」

認知症を病む人の寂しさ、介護する人の思いが見事に描かれている。

杉は「杏子が寂しいというのは、脳のなかで記憶の機能が急速に減退するのといっしょに、真っ暗な世界のようなものが見えてきて、孤独感どころか死の予感のようなものにさいなまれることから来る恐怖感」があるからではないかと考える。

正確な受け止め方だ。日々の喪失が重なり、周りの世界から隔絶され、自分がだれであるかさえ分からなくなって、「まったくひとりぼっちになってしまう」恐怖と言ってもいいだろう。

心に残されたもの

この頃、杏子はすでに中等度認知症のレベルにあったと思われる。

自分が飲んでいるビタミン剤を客に「つまらない物ですけど」と供する。下駄箱の棚に化粧品が並んでいたり、食器棚にスリッパが詰めてあったりする。なくなった、盗まれたと言っていたネックレスが靴のなかから出てくる。

徘徊もあって、自宅から出ていってもあまり遠くには行かないが、近くの果物屋で警察に保護されたとき、「どうしておまわりさんが果物屋さんにいたんですか」と不思議がる。このようだから、旅行に出ると、杉は寝間着の紐で自分の手と杏子の手を結びあって眠る。それでも彼女は紐を外して廊下に出てしまい、ホテル中を探し回らねばならない。便が床に落ちていて、黙って後始末をした杉が、それをほのめかすと「そんなこと、わたし、しない。するはずないでしょ。バカみたい」と気色ばんで否定する。

だが、杉はすでに後始末が終わっている床を指して「ここん所へ、お前さん、忘れ物をしなかったか」と言っただけなのである。杏子の記憶の断片のどこかに、床で排便してしまったことが残っていたのだろう。

普段の杏子をみていると不思議なことがたくさんある。覚えていないと思っていたことを突然話し出したり、彼らが出会った時の思い出の曲「スーヴニール」は覚えているようなのである。音楽は「記憶構造の範疇には属していないということか」と杉は感嘆する。

こんなこともあった。杏子がおむつに便をしていて、杉は杏子の下半身を念入りに拭いていたとき、

「あなた……」

「いいから」

「あなただけ、あなただけ」

杏子は泣き声で言って、いそがしく動いている杉の首筋に抱きついてきた。

また、彼らが京都のとてもおいしい店で食事し、外に出てから杏子は「どうしてチップを置かないの。あんな美味しいお料理、めったにありませんよ。こういうときチップを置かないと、あなた、きっと後悔するわよ」と言う。杉は後戻りしてチップを置きに行く。

確かに「できないこと」が少しずつ増えていくのだが、思いがけず「覚えていること」があり、時折、真情をぽつりと話す。これらのギャップが激しく、それが彼らの人間くささを表わしているのだが、介護にあたっている人を戸惑わせもする。

異常な状況に異常な反応をするのは正常

『吾妹子哀し』からもう一つエピソードを紹介しておく。

彼らには子どもが三人いるのだが、茉莉子《まりこ》という名の長女は英国人と結婚して英国で暮らしている。そのことは杏子も覚えていて、茉莉子の夫を「やさしい人だわ。ハウアーユーって」と誉めたりする。

茉莉子が久しぶりに帰国して三週間ばかり両親と暮らした時のことである。何週間も入浴しようとしない杏子に手を焼いていた杉が、娘に杏子を入浴させてくれるよう頼む。

ところが、茉莉子が勧めても杏子はなかなか入浴してくれない。そこで、茉莉子は「どうしても、はいらないの？　全部、支度できてるのよ。はいんなさいよ。ねえ。どうしてもはいらないの？　どうしてもはいらないんだったら、わたし、出て行くわよッ。この家を出て、どこかへ行っちゃうから。いいのね？　それでもいいの？　ねえ、すぐにはいんなさい。承知しないわよ」と言う。ありそうな話である。入浴は在宅介護していて難渋することの一つである。

だから、私は茉莉子を非難する気はまったくないのだが、小説では「気迫のこもった声できめつける言葉が母である杏子の軀《からだ》を打ち、杏子の軀が小さくなっていく気がした」と書かれている。そして、「ひきずられるように杏子は、のろのろした動作で着ている物をぬぎながら、立って浴室の方へ歩きだした」。

しかし、渋々入浴したその日の夜、杏子は杉に言うのである。「ねえ、階下《した》の部屋にいる変な女、誰ですか。大きな顔して、勝手なことばっかりしてる」

杉は思うのである。「茉莉子が可哀相だな。母子《おやこ》の別れ、生きながら——といったようなものじゃないか」

でも、私はどうしても考えてしまう。杏子もまた悲しく、寂しかったのだろう、と。彼女はおそらく「あんな言い方をする茉莉子は私の知っている茉莉子ではない」と感じ、その瞬間、茉莉子を喪い、記憶から消し去ったのであろう。

それから一年後、杏子は寝物語に杉の腕のなかで、「茉莉子はどうして日本に来ないのかしら」とつぶやく。彼女の心の傷はようやく癒えたのであろう。しかし、そのために一年を要したのである。私たちも、ケアのなかでの心ない一言がもたらすものの深さを心に刻んでおきたい。

ナチにとらえられ、アウシュビッツで暮らし、その経験を綴ったフランクルの『夜と霧』のなかで、彼はさまざまな人たちの、さまざまな反応を記載し「異常な状況に異常な反応をするのは正常である」と書いているが、クリスティーンさんもこの言葉を引用して周辺症状の成り立ちを説いている。

もの盗られ妄想の世界

青山さんの小説にもどろう。

杏子には、一時期、もの盗られ妄想があった。もの盗られ妄想は認知症に伴う妄想のなかで最も多いものである。私の調査によれば、妄想を随伴する率は認知症者全体の約三割だが、そのなかでもの盗られを主題にする例が、実に七割もあった。

この妄想は、自分が置いたことを忘れ、そのことを自覚できないために、つまり悪性健忘によって「盗られた」になるのだ、と説明されている。間違いではない。しかし、置いたところを忘れた人がすべて、この妄想に至るわけではないから、そこにはその人に特有の事情が隠されていると考えねばならない。しかし、この妄想については前著で詳しく述べたから、ここでは簡潔にふれるにとどめよう。要するに、行きどころを失った寂しさ、不安、喪失感、人肌恋しさが解決されないままに漂い、心の奥底にしまい込まれ、そして彼らを妄想に追い込むのである。

杏子の場合、「盗った」と言われるのは杉の自宅に原稿を受け取りにくる女性編集者、次女、孫娘などである。杉には妄想は向かわなかったようだが、この妄想で難渋するのは、同居している身近な介護者に「盗った」と攻撃を向けることが圧倒的に多いからである。たとえば、嫁が姑に盗人扱いされるのが典型である。

杏子はとても素直に自分の寂しさを訴えていた。そして、杉はその寂しさをよく理解し、しっかり抱き留めていた。しかし、現実にはなかなかこうはいかない。このように素直に自分の寂しさを訴えられない人の方がむしろ多い。

前著でも書いたが、激しい攻撃性を示すもの盗られ妄想をかかえる人は、元来エネルギーがあって、勝ち気で、波瀾万丈の人生を自分の力で乗り切ってきた人、それだけにプライドも高く、ちょっと頑固というところがある。先にも書いたが、「面倒見はいいが、面倒見られがヘタ」な人たちなのである。

嫁と姑の関係を考えていただきたい。このような人柄の姑は嫁に「寂しいから、いつも傍にいて」などとはなかなか言えまい。そう言ってしまうと、なんだか嫁の軍門に下ることになると考えてしまいがちなのである。

家人らも、杉のような抱き留め方はとうていできないだろう。家族には、彼らがずっとこのような人だったから、彼らの世話をすることに、いくらかの戸惑いがある。認知症発症以前も、「年寄り扱いしないで！」などとはっきり言われないまでも、そのような雰囲気があったのである。

この妄想には、一方に「そんなに邪険にしないで、もっとやさしくして」という依存欲求と寂寥の思いがあり、それを振り切るような「お前の世話になどなるものか！」という攻撃的な気持ちがある。だが、まったく相反する、この二つの感情を現実世界で同時に叶えることは不可能である。ところが、妄想というかたちでならその両方の気持ちを表現することができる。

妄想というかたちをひとまず括弧に入れ、自分がとても大切にしていた物が盗まれた時に、だれもが感じるのは「寄りどころを失った不安と寂しさ」、そして同時に、「なんということをするのだ。許せん！」という攻撃的感情の二つだろう。それがこの妄想の背景にはある。

2 周辺症状を生むもの

認知機能の低下、感情機能の保持

ここで一般的に周辺症状を生むものについて述べておく。先に病態失認的態度と不如意の感覚と述べたことを、ここでもう一度、確認することになる。

認知症を病むと、認知の障害は進行し、深まっていく。ところが、幸か不幸か、感情領域の障害は、認知障害と並行して同じように低下するわけではない。もし、世間の大方が誤解しているように、「ぼければ、何も分からなくなるから本人は楽なものだ。周囲は困り果てるのだが……」という考えが正しいようなら、つまり知的能力の低下と並行して感情障害も深まり、感情が枯渇していくのならば、彼らはそんなに追いつめられないですむのかも知れない。しかし、実際はまったく違う。

認知症を病む人たちの多くは徐々に「できないこと」が増えていくのだが、一方でそのことを漠然とではあれ感じとる能力は保持されている。自分が人に迷惑をかけていることも、自分が周囲からどのようにみられ扱われているかということも、彼らはとても敏感に感じとっている。そして、不安に陥り、怯えている。

彼らは個々のつまずきには恬淡たる態度をとって、心配する周囲を鼻白ませることが多いのだが、時に暗澹たる表情で「ぼけていく」「消しゴムで消していくように(記憶が)消えていく」「自分がなくなっていく」「暗い穴に落ちていくようだ」などといい、周囲に返す言葉を失わせるようなことがある。

青山さんの小説では、そのあたりがとてもよく描かれている。

すでに第一部で書いたことだが、日常生活で生じる個々のつまずきのエピソードに対する病態失認的態度、にもかかわらず、自我の解体過程に対するある種の病感、それに伴って生じる漠たる不安あるいは不全感の表出という一見奇妙なズレは、とくにアルツハイマー型認知症の場合、その全経過を通してみられるのである。

このズレが周辺症状を生む。

一歳児の世界

認知領域と情動領域とのあいだで侵襲の深さにズレがあるということは不思議といえば不思

議である。しかし、人の発達過程を考えれば、当然のことかもしれない。

一歳の幼児を考えてみてほしい。彼らはまだ言葉らしい言葉を獲得できていない。その他の認知機能も、その後の発達を考えるとまだまだきわめて未熟である。

ところが、感情領域では単に快・不快、喜怒哀楽という感情の分化にとどまらず、照れる、すねる、愛想笑いをする、怒ったふりをする……の微妙な感情表現がすでに可能になっている。

むろん、認知症を単に発達過程の逆行と考えるべきではない。それでも、人の発達初期には、認知領域と感情領域の発達にこのようなギャップがごく当たり前にみられることは興味深い。

他の動物と違って人間の赤ちゃんは生理的早産などといわれ、子育てを受けることでようやく生命を保持していける存在である。だから、認知の発達に先立って、人と人とのつながりから生まれ、人と人とのつながりを生みだす感情がまず発達してくるのではないだろうか。

第二章　ある認知症者の手記

1 「認知症体験の語り部」クリスティーン・ブライデン

クリスティーン・ブライデンの活動

この章では、クリスティーン・ブライデンさんの手記を紹介する。彼女については前著でも紹介したが、オーストラリアに住む認知症者で、自らの体験を綴った二冊の著書がある。今は、世界中を駆け回って講演しておられ、体験としての認知症という彼女の視点はケア現場にも大きな影響を与えている。二〇〇三年には、認知症をかかえる人としてははじめて国際アルツハイマー病協会の理事に就任された。先に、彼女を「認知症体験の語り部」と名づけたのは、このような活動に対する敬称のつもりである。

日本にも、二〇〇三年一一月に来られ、岡山、松江で講演をしていただいた。そのときの様子はＮＨＫテレビの二つの番組で報道された。二〇〇四年一〇月には、ＢＳドキュメンタリーの映像にもなった。岡山、松江では、私もジョイントでお話する機会を与えられ、数日間、クリスティーンさん、夫のポールさんとごいっしょさせていただいた。

また、二〇〇四年一〇月に京都で開かれた国際アルツハイマー病協会国際会議で、世界各国の当事者が自らの体験や意見を語るワークショップの司会を担当され、彼女も話をされた。ポールさんも家族の立場で別のワークショップで講演された。

クリスティーンさんの主張の中核をなしているのは、「これまでの認知症に対する見方は、健常者の「外側からの見方」で、認知症をかかえる者からすると誤解に満ちている。私たちの気持ち、不自由を分かってかかわってください」ということだろう。

彼女の言いたいことは、よく分かる。私も長年「痴呆老人からみた世界はどのようなものなのだろうか。彼らは何を見、何を思い、どう感じているのだろうか。そして、彼らはどのような不自由を生きているのだろうか」(拙著『痴呆老人からみた世界』冒頭の文章)を考えようとしてきたからである。

彼女はオーストラリア政府のブレインとして三〇人のスタッフを束ねて仕事していた、とても有能な人だったようで、公務員勲章まで授与されている。ところが、一九九五年、四六歳の時、道に迷いそうになったり、強い偏頭痛に悩まされたりするようになって、専門医にアルツハイマー病と診断され、退職した。

その三年後、彼女は一冊の本を書く。「死ぬとき、私はだれになっているのだろう？」(Who will I be when I die?)が原題だが、邦訳は『私は誰になっていくの？——アルツハイマー病者からみた世界』(桧垣陽子訳、クリエイツかもがわ、二〇〇三年)として出版されている。その続編が『私は私になっていく——痴呆とダンスを』(馬籠久美子・桧垣陽子訳、クリエイツかもがわ、二〇〇四年)である。

ケア・パートナーのポール・ブライデン

最初の本を出版した当時、彼女はシングル・マザーだったが、一九九九年、元外交官のポール・ブライデン氏と再婚、クリスティーン・ブライデンになる。ポールさんを結婚相談所で紹介され、最初のデートの時に、彼女は「実は、私、アルツハイマー病なの」と打ち明けた。ブライデンさんは、「そう、じゃあ、なんとかやっていけると思うよ、僕たち」と答えたのだという。

講演会で、「日本では、そのような場合、なかなか結婚には至らないのが通例ですが、どうして受け容れられたのですか」という遠慮のない質問がポールさんに向けられた。

ポールさんはちょっと苦笑して、「確かに、世界でも例がないかもしれませんね。さあ、なぜでしょうね。自分でもよく分かりません。でも、正しい判断だったと今も思っていますよ」と淡々と答えておられた。ポールさんはアルツハイマー病の父親を介護した経験がおありだという。

ポールさんはとてもいい人で、ごいっしょしていて私はすっかり魅せられた。彼は言う。

「自分が今やっていることは、これまでの介護概念とは違います。一方的に介護するのではなく、私は彼女とともに認知症と向き合うケア・パートナーなのです。介護は生活のほんの一部で、ごく普通に二人の生活を楽しんでいるのです」

彼はこうも言う。「彼女の負担をちょっとでも軽くしてやりたいのです。でも、何をやりたいかを決めるのは彼女です。彼女に自分が生活の中心にいると感じてもらえることが大切なのです」

ポールさんの優しさを示すエピソードを一つ。レセプションは日本食だったのだが、クリスティーンさんは何度か訪日されたことがあるらしく、ポールさんに、「こういう時、日本ではみんなにビールを注いで回るのよ」と言い、ポールさんは私たち一人ひとりに注いで回っておられた。彼がご自分の席に戻って数分経った頃だろうか、クリスティーンさんがまた彼にビールを注いで回るように言われた。彼は何も言わず、二度目のビール注ぎに回られた。

話しかけると、「さっき注いで回ったところだよ、と言えばいいのだけれど、そうすると、今注いで回ってほしいという彼女の気持ちを無視することになる。それに、こんなことは日常生活でいくらもあるから、そのたびに訂正していると、彼女は落ち込むばかりになるんだよ」と言われた。

講演会場でポールさんに、「クリスティーンさんと暮らしていて、楽しいこと、つらいことは何ですか?」という質問が出た。ポールさんの答えは、「彼女は、今は炊事ができなくなったので炊事は私の役割です。ショッピングもいっしょに行くことがありますが、だいたい私がやっています。掃除、洗濯、そういうこともほとんど全部私がやっています。時には夜中の二時頃に起きだしてきて、これから掃除する、と言い出すことがあります(彼の傍らでクリスティーンさんは笑顔でうんうんとうなずいておられた)。そのような時には、いっしょに掃除をして、そのあとベッドに戻り、彼女が寝ついたら、私も眠りにつくんです」。そして、言う。「これが楽しいんです」

2　再生の軌跡

宣告

　ここからは彼女が認知症の告知を受け、そのショックで引きこもらざるをえなかった状態から、ケア・パートナーであるポールさんに支えられ、認知症をかかえる人たちを中心につくられているDASNI（国際認知症啓発支援ネットワーク）の仲間たちとともに、「痴呆とダンスを」と言えるまでになった心の旅を追おうと思う。

　一九九五年、彼女はアルツハイマー病の告知を受ける。

「認知症です。治りません。完全に認知症になるまでに五年、全介助が必要になり、施設に入所して三年で死を迎える」と言われ、さらに「すぐに今の仕事を辞めなさい」という指示もなされた。

　彼女は「私は一夜にして「認知症の人」になってしまったのです」と述懐している。ここには二つの含意がある。一つはアルツハイマー病という病名を告知されただけではなく、経過予測、生命予後まで知らされたショックであろう。

だが、それだけではない。彼女はだれにも譲れないクリスティーン・ボーデン(当時の名前)という固有名詞をもった存在を奪われ、「認知症のひとつの症例になってしまった」と感じたのである。

このようなことは、むろん彼女に限ったことではない。だからこそ、認知症のケアは彼らの固有名詞を奪い返し、彼らが自分の人生を生きていくお手伝いをしなければならない、と私は考え続けてきたのである。それは百人百様の人生であるに違いない。現実には、認知症という概念に囲い込むような、均一化されたケアが、今でもまかり通っているのだが。

さらに、認知症というレッテルは、以後、人の手を借りて受動的に生きてゆかねばならない、という含意も併せもつ。この誤解あるいは決めつけを正すために、彼らを主人公とする、彼らの思いに添ったケアが目指されねばならない。

配慮を欠いた告知と以後の誤った対応は、いわばPTSD(心的外傷後ストレス症候群)のように彼らをさいなみ続ける。

二つの闘い

認知症をかかえる人たちは二つの闘いを強いられる。一つは言うまでもなく、認知症という病との格闘である。そして、もう一つは認知症にまつわるステレオタイプ、つまりは偏見との闘いである。ともに困難を極める。

認知症になったら何もできなくなるという偏見は世間に広がっていて、クリスティーンさんが講演で話したり、会議で発言したり、文章を提出したりすると、認知症という診断の信憑性まで疑われる。支援者や家族会での発言は「当事者の発言は混乱を招く」と拒否されることもある。

彼女は言う。「もし私が乳がんだとカミングアウトしたら、人は私にしこりを触らせろと言ったり、手術跡を見せるように求めたりするだろうか。認知症だけがなぜ、その証拠を示すよう求められねばならないのだろう」

彼女はいちいち答えるのがおっくうになり、講演などでは自分のＭＲＩの写真を示すようにしていると言う。確かに彼女の脳の画像は、告知を受けたとき「一一五歳の脳」と説明されたようだが、激しい萎縮を示している。それでも「これは本当にあなたの画像か」と疑われることさえあるという。最近のＭＲＩの写真を見せていただいたが、萎縮はさらに進行している。

「まるでバイリンガルのように現実世界と認知症の世界とを二つかかえて生きているように感じる」と彼女は言う。

認知症をかかえる社会学者モリス・フリーデルは「脳の異常が生物学的に劣性だというのは有害な嘘です。生物学的劣性！　どこかで聞いたことはないでしょうか？　ホロコーストを行ったナチスの思想です」と述べている。ちなみに彼はユダヤ人である。

深い喪失感

彼女の最初の著書の原題は「死ぬとき、私はだれになっているのだろう？」であるが、彼女は死を恐れているのではない。認知症が深まり、死が近づくにつれて、周囲の人たちの見分けがつかなくなり、自分が誰であるのかさえ分からなくなって、それでも私は私と言えるだろうか、という怯えにも似た感情を訴えているのである。

彼女は端的に「自分が自分でなくなる恐怖」と言う。「アルツハイマー病をかかえることは一方通行の道を行くことで、日々、友だちや親戚を喪っていくことだ（認知できなくなるという意味。小澤注）。いわば「小刻みな死」を生きているようです」とも書いている。

彼女のように、来るべき運命《さだめ》まで見通して話せる人はあまりいない。だが、認知症を病む多くの方は、いわば直感的に、今、この時のこととして深い喪失感を感じとっておられる。その深さに慄然とさせられることがある。おそらく「さまざまなことが、徐々にできなくなっていく」ことをどこかで感じとっておられるに違いない。

いつも闊達《かったつ》に認知症者のグループ・リーダーとして活躍している女性が、突然、暗い顔をして怯えたような眼で「私、自分が壊れていくような気がするの」とつぶやき、返答に窮したことがある。

彼らの喪失感は「とりかえしがつかない」という実感と絶望感に裏打ちされている。

再生

このような絶望の淵からクリスティーンさんはどのように脱出できたのだろうか。

ポールさんとの深い結びつきとＤＡＳＮＩの友人たちとの出会いから、彼女はこう考えるようになる。「認知する自己は、確かに崩れてきている。相手の名前を思い出せないことも増えてきた。でも、名前などというのはしょせんレッテルに過ぎない。レッテルがなくたって、深い心の交わりはできるのだ」

彼女は、認知的自己は仮面のようなもので、その底に感情的自己がある。それは保たれている、と感じる。感情的自己とは「人と人とのつながりのなかで生きている私」という意味であろう。いや、人とは限らないのかもしれない。猫好きの彼女は、愛猫をなでながら「あなたは私が認知症だなんて知らないわよね。言葉が通じなくたって、チュッチュって呼べば来てくれるのよね。いい子だこと」と話しかけているからだ。その様子はBSドキュメンタリーに映し出されていた。

私が先に「認知機能の低下、感情的機能の保持」と述べたことを、自らの体験として語ってくださっているのである。

彼女は言う。「私はあなたといっしょにいる一瞬一瞬を楽しんでいるのだから、たとえあなたがだれかを覚えていなくてもいいではないか。私とあなたをつなぐのはお互いにつけられた名前や経歴というようなレッテルではなく、ふたりの間に流れる感情なのだから」

さらに、クリスティーンさんは認知的自己、感情的自己を超えて、あるいは認知、感情という仮面を剝いでいって、最後に「本当の自分」である魂の自己が現れると言う。「認知症のある人は、それぞれ一人ひとりが自分の魂の核に向かって深く進んで行く旅の途上にある。かつて自分を自分たらしめた複雑な認知の表層や人生のなかで経験した感情のもつれやごたごたから抜け出して、自分の存在の中核へ、人生に真の意味を与えるものに向かっていく」と言う。彼女はクリスチャンだから、最後に到達する「本当の自分」を神とのつながりにおける自分ととらえていて、それを霊性《スピリチャリティ》と名づけている。

3　私を超越するもの

生命の海

クリスチャンではない私は、実感として彼女の言葉を受けとめることはできない。しかし、病を得、生命の限りが近いことを知っている私は、「私を超越するもの」を確かに感じとれるようになっている。

私は、私がいなくなった世界をまざまざとイメージすることができる。私とつながり、私を支えてくれた人たちが、私を心のどこかに潜ませて動いてくれている。それはいずれ忘却の彼方に消えていくだろうが、それでもこの宇宙のどこかに私の生の痕跡はある。そう感じとれるのだ。

それを前著『痴呆を生きるということ』では「生命の海」と表現した。

知的「私」、情動的「私」

知的な「私」の壊れ（クリスティーンさんが言う認知的自己の崩れのことだが、詳細は後に述べる）

に比して、情動領域の「私」(情動的自己)はあまり崩れないということについて、このようなことを書いたことがある。

私は、情動的「私」という言い方はあまりしてこなかった。それは、認知する「私」はどこまで行っても自分が認知している、という感覚から抜け出ることはないだろうが、情動をもつ私は確かに私なのだろうが、ともに喜び合い、いっしょに悲しんでいるうちに、それらは人と人とのつながりのなかにとけ込んでゆき、私たちの喜び、私たちの悲しみになり、「私の情動」という感覚を超えるのではなかろうか。

桜や紅葉を見て、最初は自分がうつくしいと感じているのだが、そのうちに対象と自分との境が消えて浮遊しているような、不思議な感覚にとらわれることがある。

私はかつて山登りをしていたが、ご来迎の瞬間、期せずして「おーっ」というどよめきが周囲に起こる。ところが、しばらくするとしーんと静まりかえって、恍惚としたというのだろうか、自分がご来迎を見ているという感覚を失い、自然に包まれ、自然と一体になって、自分がなくなってしまったような感覚に陥ったものである。性の世界を考えるともっとわかりやすいかもしれない。

つまり、情動の世界は自分の情動世界というより、むしろ人と人とのつながりのなかに、あるいは自然のなかにとけ込んでゆくものではないか、それはどこまでも自分の認知としか感じない認知の世界とは違っているのではないだろうか、と言いたいのである。

しかし、このような考え方は、私がいわば自分を超えたものを感じとっているというところからくるのかもしれない。あるいは、私の場合は、神の位置に自然が置かれているのかもしれない。

「肺癌、余命一年」と告知されて動揺しなかった自分が不思議で、これまでも「認知症をかかえる人たちを、生まれ、育てられ、生き、老い、そして生命の限りを迎える自然な時の流れに置くことができるような社会なら、もっと認知症を病むことが容易になるのかもしれない」と考え、「認知症を病む人たちとともに生きていると、人の生は個を超えていると感じる。そのせいだろうか。私自身も「わたし」へのこだわりが若い頃に比較して格段に少なくなっている。むしろ、つながりの結び目としての自分という感覚の方が強くなっている、といったらよいだろうか。そのつながりは、病を得てからとても強くなっていて、私の残された生を支え、充実したものにしてくれている」と書いてもきた。

このような私の感覚は、おそらくクリスティーンさんのいう霊性《スピリチャリティ》とどこかでつながっているに違いない。

第三章　認知症をかかえる不自由

1　外側からの見方を越えて

暮らしのなかで

前章でクリスティーンさんの、診断のショックから立ち直り、「本当の自分」に至る再生の軌跡をたどった。だが、だれもが彼女のようにすばらしい回生を果たせるわけではない。彼女のように畏敬を集める人もあり、認知症が深まっても周囲のアイドルのような存在となる人もいる。その一方で、混迷から抜け出せずに寝たきりになり、表情を失い、床ずれをつくって生涯を閉じ、「これでようやく楽になったね」と言われる人もいる。

これらの分かれ道のどれをたどるかは、病や生活史あるいは人柄の問題もないではないが、やはりケアがうまく届くかどうかという要因が最も大きいと私は考えてきた。

ところで、クリスティーンさんのようにみごとな再生を果たした人であっても、「認知的自己」を生き、規範と常識が幅を利かす日常の暮らしを過ごさねばならない。だから、彼女は暮らしのなかの不自由も丹念に語っている。その一部は前著でも引用したが、いくらかの重複は覚悟して、もう少し詳細に述べよう。

認知症の中核症状を記憶障害、見当識障害、言葉や数の障害……などと並べ上げても、それは「外側からの見方」に過ぎず、彼らの心のありかはまったく見えてこない。そこで、青山さんの小説を借りて、彼らの寂しさ、心のゆらめきを描いたのだが、この章では、中核症状を、あるいは彼らのかかえる不自由を、彼らの視点で見直したい。いわば、体験としての中核症状を、彼らの暮らしのなかで明らかにしたいのである。

認知症を生きる不安

認知症を生きる不自由を語る前に、彼らが暮らしのなかで感じている不安について述べておきたい。彼女の新しい著作から引用しよう。

「この病気の根底にはつねに不安感がある。何かしなければならないことがあるのに、それが何なのか思い出せない。何か大変なことをしでかしそうに思える。ぱっくり開いた暗い穴にのみこまれないように、崖っぷちに必死でしがみついているような感じだ」

「認知症は単なるもの忘れをはるかに超えたものだ。私たちは混乱し、視界やバランス感覚、方向感覚にも問題を生じている」

「私たちは、時間経過の感覚が失われているので、過去も未来もなく、今という現実だけを生きている。だから「あとで」とか「そのときに」というのは通用しない」

「まるで頭のなかに綿が詰まっていて、思考と感情に霧がかかったように感じる。焦点を定め、注意を払って、自分の周りで起きていることについていくことがとても難しい」

「朝起きると、今日は何曜日か、何をすることになっているのか、が思い出せない。ただ、家でのんびり過ごすだけでも疲れ切ってしまう。お茶のいれかた、シャワーの使い方、服のあり場所、何を着るべきかが分からない」

「決断するには選択肢を思い浮かべる必要があるのだろうが、それができないので、決断できなかったり、遅延したりする」

「ストレスに対する耐性は低くなってしまって、ほんのちょっとしたトラブルにも大げさに反応したり、叫んだり、悲鳴をあげたり、あわてふためいて、おろおろ歩き回ったりする」

これだけ読んでも、不安の深さは十分伝わってくる。いつも怯えながら、日々を過ごしていると言ってもいいだろう。

2　体験としての中核症状

ここからが、彼らの不自由についての記述である。クリスティーンさんの二冊の本は、その素材をかなり明瞭な言葉にしてくれているので、適宜、引用しながら記述を進めよう。しかし、その順序は、私の考えに従って、認知症をかかえていなくても老いゆく人たちにもかなり共通してみられる不自由から始めて、徐々に認知症特有の不自由へ、それも個別の不自由から、より統括的、本質的な不自由へ、という整理の仕方をとる。

身体的不調

とくに認知症の初期には、身体的な不調を訴える人が多い。認知症に限らず、高齢者は概してそうだが、心の問題は身体の症状として、あるいは行動として表現されることが多い。

認知症と診断される前に、あちこちの医者を訪れ、客観的所見に乏しいので「年のせいでしょう」と軽くあしらわれてしまうことがある。逆にドクターショッピングのあげくに、あちこちの医者から山のように薬をもらってくる人もいる。

彼らは、暮らしの不自由や体験を言葉では語りきれず、ままならない身体として表現しているかに見える。

クリスティーンさんが来日された時も、よく偏頭痛を訴えられていた。「これ以上の情報や刺激を入れないで！　と脳が悲鳴を上げてるのよ」と言われていた。ときには、痛みをやわらげるためにモルヒネの点滴を受けざるをえないことさえあるという。

強い肩こりを訴える人もいる。肩胛骨《けんこうこつ》から首に向かう僧帽筋《そうぼうきん》に触れてみると、緊張でカチカチになっているのがわかる。それをストレッチで解きほぐそうとして、ちょっと触れただけで強い痛みを訴えられることもある。しかし、ストレッチがうまく進み、筋緊張がほぐれてくると、徐々に痛みはなくなっていき、客観的には力の入れ方はまったく変わっていないのに、「今は、あまり力を入れてないのでしょう」などと言われる。

十数分もすると表情も和み、「ああ、気持ちまで楽になった」と言っていただける。

片意地張って生きておられる方は、それが筋緊張としても現れているのではないだろうか。逆に、身体がリラックスできると、心の緊張もほぐれるように思える。彼らの心と身体は切り離すことができない。まさに心身一如なのである。

がんばることはまだしも容易なのだが、リラックスするのは難しい。「努力してリラックスする」などと言うのは名辞矛盾だろう。

日常動作の介助がもっともよい心のケアの場にならねばならない、と私は言い続けてきた。相手に優しい介助は、介助者にとっても負担の少ない介助になっているはずである。逆に無理な介助は、介助される者に不安を与え、介助者にも無理が生じて、腰痛や、首、肩、腕に痛みを生じる頸肩腕《けいけんわん》症候群を招きやすい。

専門家にマッサージを依頼しているところもあり、太極拳、ヨガを高齢者向けに改変して取り入れているケアの場も増えてきた。どれも、がんばるというより、緊張を和らげることを目的にしているようにみえる。

疲れやすさ

これらの訴えの基盤に疲れやすさがあることが多い。クリスティーンさんもそうだった。彼女は講演会場やテレビなどで、質問者の意図をくみ、見事な受け答えを、ごく自然にしておられるようにみえたが、やはり緊張して、必死の思いで応答しているのだと言い、その後はとてもお疲れになるようだった。

講演旅行後は二、三日寝込んでしまうこともあるらしく、娘さんたちから「講演などはやめてほしい。まるで命が削りとられているような気がする」と言われているようだ。

疲れやすさは特別のことがない日常生活を送っていてもある。「暮らしの一瞬一瞬で、それが何であれ、意識的に努力しないとやり遂げられない。洗濯、掃除、整理整頓、なんでもそうだ。料理は複雑でほとんど今の私の能力を超えている。だから、すべてを肩代わりしてやってもらえば、ずっと楽なのだが、そうすれば私たちはすぐ無力感のうちに引きこもることになる。使わなければ失われるというのは、認知症の場合、まったくその通りなのである」と言う。

クリスティーンさんの見事な講演やテレビで彼女の安定した生活を見た人には信じられないだろうが、食事をするときでさえ、食物を口に持っていく、口に入れる、噛む、飲み込むということを、その都度、意識してやらねばならないのだという。だから、食事のスピードが遅くなっていらいらされるようだ。

このような見事な描写もある。「私はまるで白鳥のようだ。水上を優雅にすべっているように見えるだろうが、水面下では必死に水を掻《か》いている。それも、日々だんだんと速く掻かないと沈んでしまうように感じる。この足掻きはあまりに疲れるので、このまま続けられないところまできている」

疲れやすくなるのも、十分に納得がいく。その結果、抑うつ状態に陥る。あるいは抑うつとみられるような状態に至る。このことについては、すでに第一部第四章で述べた。

身体反応の遅れ

「平衡感覚がうまく働いてくれず、液体の入ったコップをこぼさずに持つには大変な努力がいる」と言う。「コップを見て、自分の身体がどうなっているのかを確認して持たねばならない」

「世界はグラグラした場所に感じられ、その空間のなかで自分の身体の各部分がどこにあるのかさえ分かりにくくなる」

「よく物をひっくり返す。距離感覚が衰えて、たびたび物にぶつかってしまう」

「慣れない場所では足元を見ないと歩けないし、階段の上り下りにも一段ずつ注意しなければならない」、階段は上るより下りるときの方が難渋する。山登りをしていた私の経験でも、事故が起きやすいのは下りである。

このように彼らは身体図式が崩れていて、転倒しやすくなっており、骨折事故が多発する。「身体が環境の変化に反応するのが遅く、ちょっとした凹凸でつまずいたり、転倒する」のである。平坦な道を歩いているときでさえ、靴先が上がらず、まるで何かにつまずいたかのようによろけたり、転倒したりすることもある。

認知症は知的障害を中核とする病だが、認知症の深まりは徐々に身体をも巻き込む。歩行が困難になり、姿勢反射も衰え、嚥下も難しくなる。そのはじまりが、このようなかたちで現れているのだろう。

記憶再生の遅れ

このように、彼女は身体が反応する遅さを嘆くのだが、それだけではなく、「世界はあまりに速く、私はあまりに遅すぎる」と訴える。

反応の遅れは、記憶にもみられる。

最近、私はすばらしいご夫婦と出会った。かつては臨床心理学者であったが、今は退職され、アルツハイマー型認知症をかかえておられる方と彼の奥様であった。若い頃は忙しい生活を送っていて、ふたりだけの生活を楽しむ余裕はなかったとのことだったが、今はごく自然に老後を楽しんでおられるようにみえた。彼も記憶障害はあるが、ゆったりとした暮らしぶりとお見受けした。

お出会いして直後の、奥様からいただいたメールである。

「貴重なお時間をおさき下さいましたこと、心からお礼申しあげます。

次の日、雨の中をバスに乗って、京都市美術館へ院展を見に参りました。美術品と接しているときの夫は以前の彼とほとんど変わりなく、深い洞察力で、言葉少なに感想を語ってくれます。

お昼を少し過ぎた頃、バスで京都駅に戻って、バス停で「百万遍」(京都大学近くの地名。小澤注)というサインを見かけ、「懐かしいでしょう」と問いかけました。確かあれは昭和三〇年頃だったと思います。アメリカから戦後初めてカウンセリングの大御所を講師に招いて、京大で夏の集中講義が行われたのです。夫はそこに出席いたしました。今になって考えればそれが彼の一生のコース決定につながったのです。

百万遍の瑞林院というお寺様に全国から集まった優秀な方々と合宿しての生活は、彼にとって後々までの語りぐさになりました。私はその話を何度も聞かされて、まるでいっしょに過ごしたように細部まで記憶しておりましたので、自然に「懐かしいでしょう」と問いかけたのです。ところが夫は、まるで覚えていない、とのことでした。現地に立てば思い出すでしょうかららお訪ねしてみましょうか、と促しても、まったく興味が湧かないと言うのです。本当は私が、夫の青春時代の宝の片鱗に触れたかったのですが、諦めました。

翌日、最終日は無理をしないことにして、四条河原町でおみやげを買うだけにして帰るつもりでした。ところが、バス停まで来て百万遍のサインを見たら、急に夫が「瑞林院に行きたい」と言うのです。新幹線の発車時刻まであと二時間しか残っていませんでしたけれど、思い切ってお訪ねしました。

当時のご住職がご存命で九六歳におなりだとのことでしたが体調が悪く、お会いできませんでしたけれど、とても満足いたしました。百万遍という文字から受けた刺激が夫の心の中で物語になるまでにほぼ一日の時間がかかることを、改めて実感致しました」

心温まる、いい話だ。ある刺激やキーを提示しても、その反応がかなりの時間を経て起きてくることがあることを覚えておきたい。一般に、認知症のケアでは、何かを引き出そうとすると、辛抱強く「待つ」ことが必要になる。

奥行き知覚の障害

不自由は知覚の領域にまで及んでいる。その一つが奥行き知覚の障害である。

私もケアの場面でよく経験したが、たとえばフラットな床の一部に市松模様が描かれているとする。そこのところにさしかかると、彼らは立ち止まってしまう。またごうとする人もいる。おそらく本当にでっぱっているか、でこぼこしているか、いずれにしてもフラットではないと感じるようである。

デイルームの一角に和室を作って、そのコーナーから落ちて骨折されたら困ると考えて、段差があまりないようにしておくと、それをうまく認識できず、かえって事故に結びついてしまうという逆の例もある。とくに和室の畳の色と床の色が似ていると認知しにくい。やはり、そのコーナーに無理なく腰掛けられるくらいの高さがあった方がよいだろう。

クリスティーンさんはいつもポールさんと手をつないでおられた。もちろん、お二人は仲がいいからだろうが、それだけではないようで、手をつなぐことでずいぶん彼女の不安が解消されているようだった。

来日されていたある日のこと、下りのエスカレーターに乗る時、つないでいた二人の手がたまたま離れてしまった。すると、クリスティーンさんは立ちすくんで、ほとんどもうパニックといった状態に陥った。

後でお訊ねすると、「床がガラガラと揺れて崩れ落ちていくような気がして、一瞬、エスカレーターであるということさえ忘れてしまい、すごく怖かった」とおっしゃっていた。

感覚のスクリーニング機能の障害

クリスティーンさんは「ショッピングセンター、診療所、デイケアのようなところに行くと、ラジオやテレビの音、電話の鳴る音、人の話し声などの雑音があり、人の往き来が激しい。それはまるで泡立て器のように、頭のなかをかき混ぜてしまう」と言う。そこで「耳栓をして行くことにした」とも書いておられる。

これは単なる感覚過敏ではない。自分にとって意味ある刺激だけを選択し、あとは無視する機能の障害である。感覚のスクリーニング機能の障害とよんでおこう。彼女は「脳のフィルターがなくなってしまったような感じ」と表現している。

赤ちゃんを育てている時、おなかが空いた赤ちゃんが夜中に泣くと、熟睡していてもすぐに目を覚ます。ところが、すごい雷が鳴っていても知らん顔で眠っていてあきれられたなどという経験はないだろうか。眠っていてさえ、自分に意味ある感覚と無視してよい感覚とをスクリーニングして、反応する、しないを判断しているのである。

感覚のスクリーニング機能の障害は、「自分にとっての意味」という視点から感覚を取捨選択し、それらを統括して知覚として認知する（あるいは無視し、捨て去る）機能に障害が起こっているということである。これは奥行き知覚の障害より高次の障害に基づくものである。

これを注意の障害と考えることもあながち無理ではない。注意とは、ある刺激に集中することだが、その他の刺激を捨てるということでもある。これがうまくいかない。これで、彼らが日常生活で注意を集中させることが困難な理由も説明がつく。

これと同じ障害は自閉症児にもみられ、統合失調症の諸症状をこれによく似た機制で説明している学者もいる。まったく別の疾患や障害と考えられているものの基底に、このような共通する障害がみられることは興味深い。

静かな環境を

「私たちが静かに暮らせるようにしてください」というクリスティーンさんの訴えは、かなりの反響を呼んだ。とくにデイケア、デイサービスをやっているスタッフ、集団療法なかでも音楽療法を進めている人たちが困惑したようである。

「私たちがやってきたことは認知症の人たちの知覚を混乱させていただけなのだろうか。そう言われると、グループワークの最中に「うるさーい！」と怒鳴る人がいる。これから先、私たちはどうしたらいいんでしょう」と私が質問を受けたこともある。

デイケア、デイサービスのよいところは、常にスタッフはその視野に利用者をとらえていて、彼らからなんらかの情報が発せられると、見逃さず直ちに反応できることであろう。利用者同士の対人的距離も短く、緊密で、その結果、彼らの活動性は高まる。このような場が知的、感情的な廃用症候群を修復している。

ところが、その一方で、大半のデイケアでは、とくに熱心にかかわろうとしている施設ほど、「逃げ場」がないことが多い。つまり、刺激が氾濫する時間帯が多く、感覚のスクリーニングがうまく機能しない人は「うるさい」と感じる。その結果、混乱し、いらいらして行動にまとまりがなくなってしまう人は確かにいる。

私の経験では、そのような人を刺激がやや少ない、併設の入所部門にある広いデイルームなどでしばらくお預かりし、視野に入れてはいるのだが、対人的距離を少し長目にとってみていると、かえって落ち着かれることがある。

認知症のケアには、テンションをあげて、活発に、お祭り的にさわぐことも必要だが、人によって、時間帯によって、病態によっては、静かな環境を用意することもまた必要だろう。だから、デイサービスでも、入所場面でも、静かで一人リラックスできる、プライベートな空間と時間帯が必要である。

この感覚のスクリーニング障害は、アルツハイマー型認知症より脳血管性認知症の人あるいは若年発症のアルツハイマー病者に多くみられるようである。その理由は、彼らの障害の基礎にごくごく軽い意識障害があるからではないか、と私は考えている。意識障害というと大げさで、覚醒度のゆれといった方がよいだろうが、このあたりは、すでに第一部第五章で述べてある。

「同時進行人間」の崩れ

二〇〇三年に来日されたクリスティーンさんを取材したNHKテレビの番組はとてもわかりやすく認知症を病む人の気持ちや不自由を伝えていて、いい番組だった。しかし、不自由を何でも記憶障害で片づけ過ぎていたように思う。そのあたりを述べておこう。

クリスティーンさんは、病前、自分は「同時進行人間」で、政府の高官だった頃、「部下が一つのことしかやっていないのを見ていらいらしたものだったが、今は一つのことしかできない」と言う。

具体的には、家事である。「炊事、洗濯、アイロンがけを同時にやっていて、ついアイロンがけしていることを忘れてしまって火事になりかけたことがあった。それからは一つのことだけをやるようになった」

だが、認知症を病むと、この「一つのことだけをやるようにする」という判断も崩れるので、なかなか彼女のようにはいかない。ただ「最近ではそれも難しくなって、家事のほとんどをポールがやってくれるようになった」と言われていた。

確かに、これらのエピソードは記憶障害で説明がつく。しかし、「同時に電話のベルと玄関の呼び鈴が鳴ったり、ふたりの人から同時に質問されたりすると混乱し、頭のなかが完全に空っぽになってしまう」というのはどうだろう。「シャワーの温度設定ができなくなった」というのはどうか。記憶障害ではちょっと説明がつかない。

これらは、一つの行為が同時に二つ以上の動作を組み合わせることで成り立っているような場合に、その行為を遂行するのが難しくなる、と言った方がよいだろう。

シャワーの温度を適温にするという行為には、熱いお湯が出る栓をひねり、同時に冷たい水が出る栓をひねって適当な温度にする、という二つの動作を調整しながら同時に行う必要がある。最近、わが国では一つのハンドルで温度調整できるようになってきたが、そうしてほしいと彼女も求めている。

自動車のアクセルとブレーキを操作するという行為が難しくなって運転をあきらめた、とも言われていた。今はほとんどAT車になったが、アクセル、ブレーキに加えてクラッチ操作が必要なマニュアル車だと困難はさらに早い時期に明らかになるだろう。これも番組では記憶障害で説明していたが、はどうだろう。

身体で覚えた記憶はかなり認知症が進行しても残るものである。このことはすでに述べた。だから、自動車の運転ができなくなったというのは、やはり二つ以上の動作を組み合わせて一つの行為にまとめることの困難と考えた方が説明をつけやすい。

むろん、自動車を運転する際にはアクセル、ブレーキをうまく操作するというだけではなく、さまざまな情報をキャッチし、あるいは予知して、とっさに判断しなければならないことが多い。だから、記憶というより判断の障害と言った方がまだ真実に近いだろう。

ケア場面で考えてみよう。認知症が進んだ方に声をかける時には情報量は少なくすべきである。たとえば、「**さ〜ん、ご飯ですよ。ベッドから降りて、転ばないように気をつけて、食堂に行ってください。今日はあなたの好きなちらし寿司ですからね」。

この声かけには五つ以上の情報が同時に発信されている。だから、理解に手間取る。ようやく理解して笑顔で応えようとすると、声をかけた人の視線はもう別のところに移っていたり、時には目の前から消えていたりすることがある。彼らの笑顔はとたんに消える。

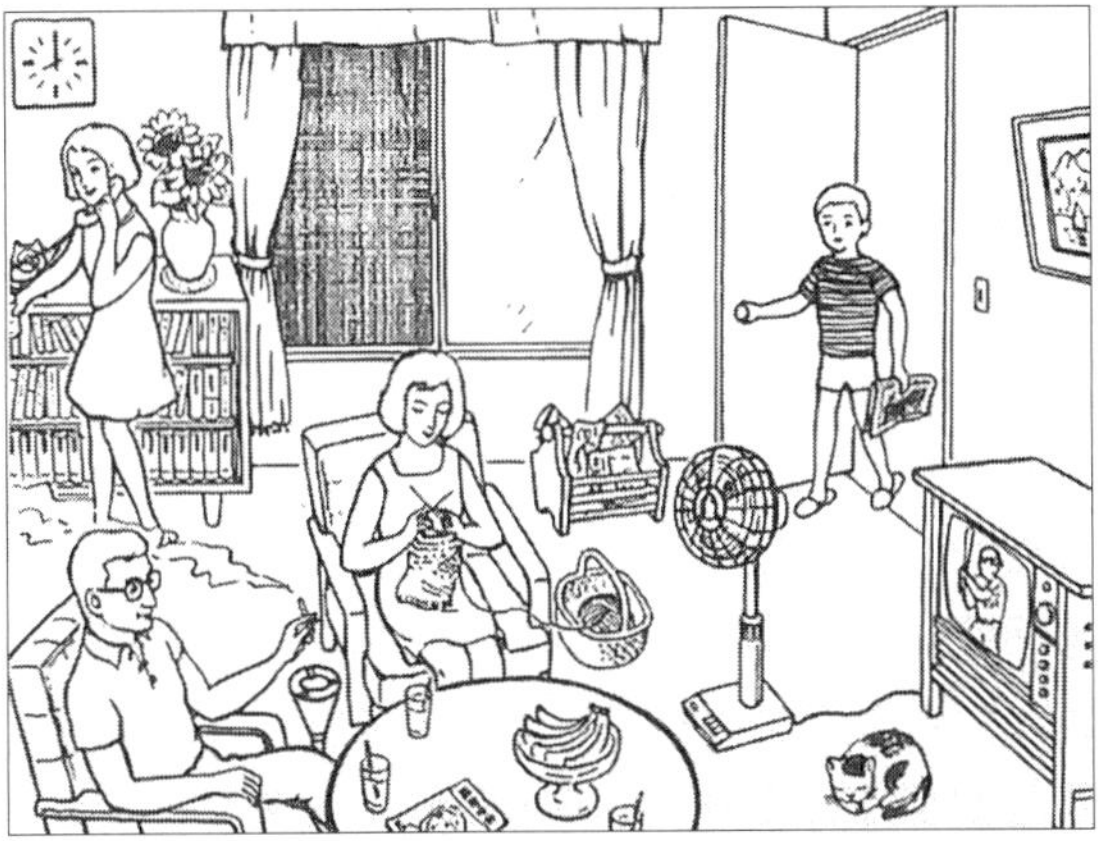

図3 「情景画テスト」に使われる絵の一例
（失語症鑑別診断検査・情景画・老研版より）

全体的把握の困難

神経心理学には同時失認という概念がある。視覚失認の一つである。個別の認知はできるのに、それらを全体として把握することができない障害である。認知症でもそれによく似た現象がみられる。

失語症のテストで「情景画テスト」というものがある(図3)。この絵を見せて「この絵がどのような情景なのかを説明してください」と指示する。その答えから言語障害を発見しようとするのである。

私であれば、こんな答えをするだろう。

「一家団欒《だんらん》の光景だと思います。お父さんはのんびり煙草をくゆらせ、お母さんはその横で編み物をしています。娘さんが電話をかけています。今なら携帯でしょうから、少し昔の情景かな。弟でしょうか、何か(新聞かな?)をもって部屋に入ってきました。とても平和な家庭っていう感じですね。猫ものんびり寝そべっています。

夏の夜でしょう。扇風機が置いてありますし、着ているものも夏服です。窓が開いていて、外は真っ暗。よく見ると時計も八時を指しています。そうするとテレビに映っているのはプロ野球中継でしょうか」

ところが、認知症の人の答えは、認知症の進行程度によっても違ってくるのだが、「男の人が煙草を吸ってる」「女の人が編み物してる」「ひまわりがある」「バナナがある」……などというようなものが多い。

一つひとつの答えは間違っていない。だが、部分を総合して「一家団欒の光景」というように全体を把握することができないのである。そのことと裏腹だろうが、絵から状況あるいは物語を読みとるのが難しい。これも記憶障害では説明がつかない不自由ではないだろうか。

状況のなかの自分が把握できない

このような困難があると、日常生活でどのようなことが起きてくるのかを考えてみよう。

クリスティーンさんは、「庭いじりをしていて、全体を見回し、やるべきことを見つけて、それを順次実行することができない」と書いている。これは先ほど述べた不自由からすぐに理解できる。

「テレビドラマを見ていても筋が追えずいらいらする。間に挟まるCMはうるさくカンに障《さわ》る」とも言う。確かに、筋を追うことによって、徐々に明らかになってくる全体の物語を把握し、そのなかに目の前の画像を位置づけることができないと、CMが入るだけで、いっそう筋を追うことが難しくなるだろう。

しかし、生活は全体状況を把握して順序よくこなさなければならないことの連続である。それがうまくいかない。ちょっとしたことにこだわりすぎて、あるいは処理に時間がかかりすぎて、急ぎの用が後回しになってしまい、結局、忘れてしまうということも起きる。

また「状況のなかの自分」を認知することが困難になり、自分が置かれた状況のなかでどう行動し、どう生きればよいのかをとっさに判断することが難しくなる。

たとえば、もの盗られ妄想を抱く人がお嫁さんを激しく攻撃しだすと、彼らの心根はよく分かっているつもりの私でも、正直、「嫁さんにだけはそんなきついこと言うなよ」と考えてしまう。そして、「一番世話になっている人だし、これからも世話になるのだから、ちょっと手控えた方があなたも得だよ」と言ってあげたくなる。だが、そういう判断が難しくなるのである。

応用がきかない

ケア的には、応用が利かないということが問題になる。だから、場面場面で新たにケアの工夫をしなければならないことがある。

便器に坐る方向が分からなくなり、逆方向に坐るので尿が外にこぼれてしまうようになった人がいた。ディケアではドアに単純な印を付け、それを見て排尿していただくように工夫して、うまくいった。ところが、同じ印を付けていただいたのに、自宅ではやはりうまく坐れない。結局、お孫さんの写真を大きく引き伸ばしてドアに貼り付け、「お孫さんを見ながらオシッコしてね」とご家族ともどもお話して、うまくいくようになった。

同じ印をつけたからできるはずだ、と考えるのは私たちの見方で、ディケアのトイレと自宅のそれとでは、細部も雰囲気も違っているだろう。それでも印が坐る向きを示していると判断するのは、彼らには必ずしも容易なことではない。

先の情景画テストで男の子が入ってくるのではなく、寝そべって絵本を読んでいるという図柄になっていても全体の情景、物語にはあまり変化はない。しかし、お母さんが顔をしかめて涙目になっていれば、これはまったく違った意味をもつ絵になるだろう。部分部分しか見えないと、このあたりの読みが難しくなる。だから、応用を利かして同じ方法で切り抜けられる課題と、まったく違った方法をとらないといけない場面との区別がつかなくなるのである。

分類することの困難

分類することも苦手のようである。

たとえば、食器棚にスプーン、ナイフ、フォークなどを分類して別の場所に保管する作業がうまく運ばない。長さや小さな形態の違いは無視し、用途という共通項で括って、これらを分類することが困難なのである。抽象化の困難と言い換えてもいいだろう。ＢＳドキュメンタリーでは、講演などで見事な応答をし、自らの体験を語ってくれているクリスティーンさんが、食器類の分類に困惑する姿を映し出していた。

記憶として蓄えておくためには、分類するという過程が欠かせない。記憶の達人と言われている人は、雑多な情報を独特の分類法で心にとどめるのだ、と聞いたことがあるが、分類が困難だと、複雑な事柄を記憶することも難しくなるだろう。

実行機能の障害

最近、「実行機能の障害」という言葉が認知症の定義のなかで使われるようになった。実行機能とは、計画を立てる、組織化する、順序立てる、抽象化すること、と注釈されている。ポールさんが、「順序立ててものごとを進めるために一日の計画を立て、箇条書きにして、毎朝、それを彼女に渡す。自分がやらねばならないことを忘れたときには、その都度、そのスケジュール表を指して、彼女に示す」とおっしゃっていたが、まさにそのようなことである。

クリスティーンさんは「日常生活の仕事は、巨大で圧倒するような存在になってしまい、日常生活に一連のつながりがあるという感覚は失われた。人生は断片化した問題がちりばめられた万華鏡のようになった」と述べておられるが、これは実行機能障害の一面を語っているのであろう。

前著では料理を例にとって説明した。ある料理、つまりは最終目標を目指して作業を始めるのだが、そのためには、そこに至るための計画を大まかであっても前もって立てておかねばならない。その計画を覚えておいて(展望記憶とよばれる)、作業を続け、節目節目でフィードバックをかけながら、つまり、現在の作業は確かに最終目標に向かって成功裏に進んでいることを見定めながら、ずれているようなら調整して、手順を進めていくことが必要なのである。

　これが彼らには難しい。一つひとつの作業なら見事にやってのける。お好み焼きをつくろう、ということになってキャベツを刻んでいただいたら、かなり重度の認知症の方でさえ見事な包丁さばきだった。しかし、はじめから料理を任せると、うまくいかないのである。ときには、まったく食することができないものになってしまうこともある。

　クリスティーンさんは食材や調味料などを使用する順番に並べておき、使用すると元に戻すようにしていると言われていたが、このような準備作業を思いつかない人の方が多い。だから、個々の行為の「つなぎ役」を買って出る人が必要になる。

フィードバック機能の障害

フィードバック機能の障害を他の実例をあげて、補足しておこう。

六六歳、男性、アルツハイマー病。発症して三年になるが、まだ初期の段階にあり、妻に手助けしてもらってだが、まだ自営業を続けることができていた。

　木工を趣味にしていて、自宅の家具はほとんどが彼の手作りだった。しかし、このところ彼の作った物が使用に耐えなくなった。小学校に入学する孫のために、学習机と椅子を作ってやったのだが、脚の長さが微妙に違っていてガタガタする。何度も指摘して直してもらおうとしたが、かなり苦労されたようである。サイドボードを作ったが、少しゆがんでしまってガラス戸がはまらない。無理にはめ込んだガラス戸はほとんど開け閉めできなかった。

これまでは、工作の途中で何度も微調整し、家具職人顔負けの見事な家具を仕上げていた人だったのに、それをしなくなってしまったのだ。

こんな人もいた。五六歳、男性、アルツハイマー病。彼はまだ自家用車で自宅と会社の間の決まった道を、トラブルなく通勤していた。ところが、妻を助手席に乗せて通院する途中で道を間違え、妻が指摘しても「この道でいいのだ」とがんとして聞きいれず、かなりの距離を走って、ようやくUターンした。

これらは、記憶障害というよりフィードバック機能の障害と考えた方がいいだろう。これを逆に考えると、フィードバックの必要性がない、もっと一般的な言い方をすると、判断を要しない定常化されたプログラムに沿った行為や生活は、かなり認知症が深まってもできる。

たとえば、認知症が中期になっても定まった道筋なら、かなり遠方まで迷うことなく行ける人たちがいる。長年、妹の店を手伝いに毎日通っていた人が、認知症を発症してかなり進行した時期まで、途中で乗り継ぐ必要のあるバスに乗って通い続けていた。ところが、このような定常的プログラムが崩れると、とたんにつまずきが生じる。バス停が何らかの理由で少しでも場所が変わったり、いつも歩く道が道路工事で通れず迂回する必要が出てきたりすると、とたんに迷子になってしまうのである。

一人暮らしをしておられる方がショートステイなどの利用を始められた時に、よくこれだけ深い認知症がありながら今まで何とか暮らせてきたものだと驚かされることが少なくない。彼らの多くは穏やかで、行動範囲が狭く、対人接触もなじみの人たちに限られた暮らし、つまりは判断や選択を必要としない、定常的な生活を送っておられる人たちである。

人の手を借りることができない

前著で、道に迷うのは見当識障害の結果だと考えられているが、それだけではなく、危機に陥っているという漠然とした感覚はあるのだが、その窮地を脱出する手段を徐々にでも講じることの困難という不自由があるのだ、と述べた。その手段の一つは人の手を借りることだが、それがなかなかできないのである。

ケア場面で考えてみる。サービスステーションで記録をとっていると、ちょっと困ったような表情でウロウロしている人がいる。しかし、記録に集中していて、ついそのままにしていると、廊下の片隅で放尿される。「えっ、どうしたの、どうしたの」とあわてて声をかけると「トイレの場所がわからんようになった」と言う。「じゃあ、声かけてよ!」と言いたくなるだろうが、そのような判断ができなくなるのである。

だから、私たちの方から困惑している方を見かけたら「どうされたのですか」と手を差し伸べる必要がある。

これらは、認識を行為に結びつけることの困難といってもよい。たとえば、認知症が深まると、尿意はあるのだが、それを排尿行為に結びつけることが難しく、あるいは尿意を訴えて、人の手を借りて排尿することもできなくなり、失禁するに至る。

逆に言えば、失禁する人のすべてが尿意を失っているわけではない。

自覚できない

先に良性健忘と悪性健忘の比較をした表で、自覚の有無という項目をあげた。また、彼らにはメタ記憶の障害があること、彼らの病態失認が健忘を認知症特有の障害にすることも述べた。自分がもの忘れしやすくなっていることを自覚できていれば防衛策がとれるが、そうでないと不適応が現れてくる。このことは、第一部で小説『博士の愛した数式』を引用してすでに説明した。

若い頃、私は原稿の締め切りなどが守れず、よく催促を受けたが、最近では事務的処理などがかなり速くなって感謝される。しかし、これは放置しておくと必ずと言っていいほど忘れてしまうから、早めに処理しているに過ぎない。自分の健忘に対する防衛策である。

ところが、認知症者では自分が忘れやすくなっていること自体を忘れてしまうから、トラブルを引き起こしやすい。あるいは、トラブルを生じても、それが自分のせいであることを認識できないから、一見けろっとしているような態度をとりがちで周囲の顰蹙《ひんしゅく》を買う。

悪性健忘に対して「ガス栓を閉め忘れないこと」とか「電話がかかってきたら必ずメモをとること」などという張り紙をしておくとよい、というような指導がなされることがある。しかし、このような手だてでうまくいくようなら、よほど初期で認知症が浅いか、悪性健忘とはいえない状態である。

自分の忘れっぽさを自覚していて、時折張り紙に注意を向け、自分のやらねばならない行為を思い出し、張り紙の指示に従うというような判断を順次、正確に行い、実行することは、悪性健忘をかかえている人には至難のワザである。

しかし、「自覚がないなんて、とんでもない」と言われる方も多いだろう。「痴呆の初期の頃から、かなり重度になってからも「私、馬鹿になったみたい」と母はとても不安がった。……夕方になるといつも泣いていた。なぜ悲しいのかと聞くと、「こんなにバカになってしまって……」という言葉が返ってきた」(呆け老人をかかえる家族の会編『痴呆の人の思い、家族の思い』中央法規出版、二〇〇四年、から引用)というような体験は、むしろ通常のことである。

「小山のおうち」のグループワークでも、自分のもの忘れが十分に認知されていることを示す文章が書かれていた。

だが、このような人でも、日常の一つひとつのつまずきのエピソードに対しては、不思議に恬淡としていると周囲にうつるような態度をとることが多い。一つひとつのトラブルが自分の責任によって生じたできごとであるということが認識できないからである。

それでも、そのたびに引き起こされる周囲の言語的、非言語的な困惑や非難、あるいは否定的感情にさらされ、それらが蓄積して、自分が周囲に迷惑をかけているらしいこと、そして「できないこと」がどんどん増えていることを、正確に感じとるようになる。

「自覚できない」と私が言う時、それはあくまで認知の問題として述べている。情動の問題ではない。その都度は認知できなくても、人と人とのつながりから生まれる情動の世界という回路を通って「自覚できてくる」ことに何の不思議もない。

知的「私」の壊れ

このように認知症をかかえる不自由をあげていくと、何か同じ問題の周辺を行きつ戻りつしているとお感じにならないだろうか。ここまでの記述をふり返ってみよう。

感覚のスクリーニング機能の障害は、自分にとって意味ある刺激と捨て去るべき刺激とを選り分けることの困難であった。複数の動作を一つの行為にまとめ上げることの困難は失行の一種だが、同じような困難が同時失認としてもみられる。つまり、部分部分は認識できるのだが全体を把握できず、物語が読めないのである。

その結果、「状況のなかの自分」が把握できなくなる。さらに、計画に基づいた実践の途中で自分のやってきたことを見直し、フィードバックをかけながら、あるいは人の手を借りながらでも、当初の目標にたどり着くことが難しい。そして、自らのつまずきを自らの責任として自覚することが困難になる。

これらの困難の中核にある問題をどう表現したらよいのだろうか。認知症という病は記憶、見当識、言葉・数などの知的道具に侵襲が加わるのだが、それ以上に、それらを統括する知的「私」が壊れるというところに最大の問題がある、ということになるだろう。

記憶、見当識、思考、言葉や数の抽象化機能などは、日常生活を送っていく上でそれぞれがとても大切な機能である。しかし、暮らしのなかでは、これらの機能一つひとつがバラバラに役立っているわけではない。複数の知的道具あるいは要素的知能を組み合わせて使いこなす「何か」がなければならないはずである。それを知的主体あるいは知的「私」とよぶことにすると、そこに障害が及ぶのである。だから、認知症を病む人は、いろいろなことができなくなるという以上に、「私が壊れる!」と正しく感じとるのである。

ちなみに、米国のアルツハイマー病者でマクゴーウィンさんという方が書かれた『私が壊れる瞬間《とき》――アルツハイマー病患者の手記』(中村洋子訳、DHC出版、一九九三年)という題の本がある(もっとも、これは邦訳名で、原題は「迷路のなかで生きる」だが)。

知的主体などという硬い言葉ではなく、もう少しうまい言葉が見つかればよいのだが、学者も苦労してこの「何か」を「内省能力」(ツット)、「本来の知能」(ヤスパース)、「知的人格」「知的スーパーバイザー」(室伏)などと名づけている。どれもが、個別の、記憶、見当識、言葉、数といった道具的、要素的知能を統括する、より上位の知的機能を何とか言い表そうと苦労しているのである。

私は、オーケストラにたとえて、弦楽器、管楽器あるいは打楽器といった各パートの演奏者も問題をかかえてはいるが、それよりも指揮者が全体の曲想に従って奏者をまとめることができなくなり、結局、うまく交響曲を奏でられなくなっているところに最大の問題がある、と比喩的にお話することにしている。

3　クリスティーンの場合は

知的「私」の崩れが少ないクリスティーン

ところが、クリスティーンさんにはこの認知症最大の不自由があまり見あたらない。確かに、彼女の記憶障害、見当識障害はけっして軽度ではない。萎縮がきわめて強い彼女のMRI画像をみても、これは納得できる。しかし、知的な「私」の壊れはほとんど見あたらないのである。テレビでのキャスターとの見事なやりとりをみても、数日いっしょして公的な場だけではなく彼女と接する機会があった私がみても、そうなのである。

ＮＨＫのキャスターは、「認知症の人は言葉を失うことが多く、彼女のように認知症をかかえることの不自由を自ら話してくれることは稀なのです」と解説していたが、問題は言葉の有無ではない。言葉数という点だけでいえば、彼女程度に言葉が残っている人はたくさんいる。

理解のための二つの道

しかし、彼女は自分に向けられた質問をよく理解し、適切な答えをその都度、間髪を入れずに返す。それも、自分に求められていることを十分にわきまえて、相手の立場もくみ取り、その時々の雰囲気を読みとって話しておられた。

自分の体験を言語化する能力も、私などよりよほど優れている。

これがじつに不思議なのである。だから、キャスターも言うように「認知症のようには見えない」のである。専門家が見ても、非常に不思議な感じがする。

彼女は「それは認知症のイメージを、認知症が進行した人に求めている先入観と偏見からくるものである」と非難する。だが、私たちが出会う大半の方は、かなり初期から知的「私」の崩れがみられる。なぜ彼女の場合は、そうではないのだろう。

おそらく、そのあたりで、あるいは認知症の進行が予想と異なり、きわめて緩やかだったこともあるだろうが、アルツハイマー病とは違う認知症のタイプを想定したくなり、彼女の主治医は前頭側頭型認知症と再診断したのではないだろうか。だが、この診断ではかえって彼女の現実の姿とのズレが大きくなってしまう。不思議な病態といわざるを得ない。

これをどう説明したらよいのだろうか。二つの道が浮んでくる。

一つは、元々医者である私はやはりアルツハイマー病とも前頭側頭型認知症とも違うタイプの認知症の類型を考えたくなる。近時、高機能自閉症という知的レベルが高い自閉症者が話題になっているが、これにならって高機能認知症というカテゴリーを作りたくなる。それは、一つひとつの道具的知能の障害は深いが、それらが重なっているだけというような病態である。しかし、それに当てはまるような、従来の概念は見あたらない。

実は、私は彼女のMRI画像を見せていただく機会があったが、アルツハイマー病としても、前頭側頭型認知症としても典型とはいえない非定型的な画像だった。だが、病歴や萎縮が激しい画像からも、わが国では公表されていない神経心理学的検査所見や日常かかえている不自由からしても、変性疾患による認知症であることは間違いなく、彼女が「認知症体験の語り部」であることに疑念を差し挟む余地はまったくない。しかし、専門的になるのでこれ以上はふれない。

元々の非常に高い知能を考えねばならないのかもしれない。彼女は「最高三つしか同時にお手玉ができないのが普通なのに、私はもともと六つのお手玉をあやつっていた。今は三つの玉を落としてしまったけれど、残りはまだ三つあって普通の人が日常生活を送るのとほぼ変わらない数のお手玉を投げることができている」と主治医に言われているらしい。

そうかもしれない。しかし、私が診てきた方は、もともとの知的機能が高い人でも、かなり初期からこのような崩れがみられるのが通常であった。

魅力的な仮説

長年認知症のケアに携わってきた私はまったく別のある誘惑に駆られる。もし、ポールさんのようなすばらしいケア・パートナーと共に暮らし、その他の条件にも恵まれると、知的「私」の壊れも小さくすむ、あるいは修復されるのではないか、という仮説である。

あるいは、このようなすばらしいサポートがあれば認知症の進行を緩やかにできるのかもしれない。逆にいえば、認知症の自然経過は、本来、そのようなものなのに、今の社会、状況、ケアの未熟さが相まって認知症の進行を早めているのではあるまいか。つまり、私たちがみている彼らの症状、経過の大半は人工産物なのではないか。

とても魅力的な仮説だが、もしこの仮説が正しいとすると、今までの認知症論は根底から考え直されねばならない。むろん、これまでの認知症ケアのあり方も、である。

だが、こう言うことはできるだろう。そんなことは絶対あってほしくはないが、何らかの事情で、今のようにポールさんと二四時間生活を共にすることができなくなった時には、クリスティーンさんの不安と困惑、日常生活の困難が一挙に噴き出すだろうことは間違いない。その時には、彼女にも知的「私」の障害がはっきりしてくるのではないだろうか。

彼女の知的「私」は「私」を超え出て、「クリスティーン&ポール」なのかもしれない。しかし、キャスターと受け答えし、講演会で出される質疑に的確な応答をしておられるのは、やはりクリスティーンさん一人で、ポールさんはほとんど口を挟んだりされず、彼女ににこやかな視線を向けるだけで、具体的なかたちでの助け船を出したりはしてはおられない。

先に紹介した、NHKテレビの二つの番組を制作し、BSドキュメンタリーを撮ったNHKの川村雄次ディレクターは、最近、オーストラリアの彼女を再訪問し、認知症者の集まりで彼らが、がんの当事者のように、ごく自然に討論し、楽しんでいる姿を見てきて、わが国の認知症者との違いに驚いている。

自らの病、障害と向き合うという姿勢ができており、当事者の自主的な集まりが日常化すると、こうなるのだろうか。告知が日常化し、軽度の認知症者が増えてきていることが、このような事態を生むのだろうか。

わが国でも、一部の先進的なケア現場では、同じような風景がみられるようになってきた。

これまでのデイケア、デイサービスは、かなり認知症の進んだ人たちを主な対象にしてきたが、初期の認知症のケアを展開する場も徐々に増えてきた。認知症の前駆期あるいはごく初期には、自らの記憶障害や見当識障害などによってもたらされる生活上の不具合に苦悩し、葛藤を生じて、深い不安をかかえている人が多い。また、社会的役割をもっている人もあって、そこには特有の課題がある。

このような人たちを対象にした実践のなかで、これまでの偏狭な認知症論の新たな進展がみられるに違いない。現時点での私の考えは次章で示す。

第四章　つくられる認知症の行動

1　周辺症状の成り立ち

ギャップと周辺症状

前著では、周辺症状の成り立ちを以下のように考えた。

「やりたいこと」と「やれること」、あるいは周囲の期待と本人の力量とのギャップがきわめて大きくなっているにもかかわらず、認知症をかかえていると、両者に折り合いをつけ、「身の丈にあった生き方」を選択することが難しい。その結果生じた不安、困惑、いらだち、混乱のあげくにたどり着いた結果が周辺症状である。

ズレは認知機能の低下と感情的機能の保持との間にも起っており、それが彼らを追いつめ、周辺症状を生んでいる。

だから、彼らが窮地に陥ったときには、手を差し伸べ、不安を鎮め、「できること」を増やして、あまりに大きくなったギャップを埋めるためのケアを提供しなければならない。

しかし、ギャップをまったくなくせばよいと考えるのは間違いである。ましてや、行動を制限し、向精神薬を過剰に投与するなどして「やりたいこと」を潰し、生きるエネルギーを殺ぐことで周辺症状をなくそうなどと考えるのは、ケアの名に値しない。ギャップは人にエネルギーを与える源でもあるのだから、むしろ守り育てねばならないことを強調した。

人は「やれること」だけをやって生きているのではない。今はできないけれど、いつかはやれるようになりたいという思いが生を豊かにし、生きる力を生む。いや、それ程大げさなことでなくてもいい。ふだんは手にできない高価なものをたまには買い求め、あるいは食して満足することもあるだろう。

認知症をかかえる人だけに、ギャップをまったくなくそうなどと考えるのは間違っている。

ケアは文化である、と私は言い続けてきた。文化とは、単に動物として生きていくだけなら、どうしても欠かせないものではないが、暮らしを豊かにするにはなくてはならない「余剰」である。つまり、ケアは、日常生活を送るのに必要最低限の援助をするだけではなく、プラスアルファを提供すべきである、と言いたいのである。

そうめんだけを食卓に並べるのではなく、流しそうめんをする。ぶどうをおやつに供するだけではなく、ぶどう狩りに行って食べていただく。たまには自分たちが食べたいものを決めて、買い出しから料理までをみんなでやって、楽しく食べる。お祭りを企画して屋台を出したり、歌や踊りを披露したりして大騒ぎする……である。

このようなケアは、眠っていた「欲望」を呼び覚まし、あえてギャップを作り出し、ズレを広げることにもなる。「カラオケ・ボックスというものがあるらしいが、一度行ってみたい」「久しぶりで、カウンターに坐って寿司を食べてみたい」「今度は、新幹線に乗って温泉に行きたい」などという声が出る。

これらのなかには、すぐに達成できたこともあるが、要望に応えるために苦労したこともある。しかし、うまくことが運んだ後の、彼らの笑顔はすべての苦労を忘れさせてくれた。

周辺症状は治る

ここまで繰り返し述べてきたように、周辺症状は暮らしのなかでつくられた症状だから、暮らしのなかで、あるいはケアによって、必ず治る。この確信がないと認知症のケアは成立しない。むろん、私たちは人手が足りない、届けるべきケアの量が限られている、私たちの手が届かない家族や地域の事情がある、というような限界をかかえている。

しかし、周辺症状を認知症の症状だから仕方がないとはじめから投げてかかってケアにあたるのと、必ずよくなると確信してことに当たるのとではまったく違った結果になるだろう。周辺症状がよくならないときは、何かケアに手抜かりがあるのではないかと点検してみる、あるいは自分たちの目に見えないところで彼らを追いつめている状況があるのではないかと考えてみるのである。

たとえば、家族が追いつめられていて、それが本人に跳ね返っているようなら、家族への援助を考え直さねばならない。

私たちの経験でも、緻密なケアが届けられさえすれば、大半の周辺症状は数週間で改善するのが常であった。

中核症状は治らないのか

それに対して中核症状は、廃用症候群を除いた器質性の部分、つまり脳障害から直接生み出されるものに関するかぎりケアは届きにくい。

しかし、「治る」「治らない」でケアを考えるのは偏狭な医学的発想である。ケアは、医者が

「治らない」と治療を断念した地点から始まる、と言ってもいい。

ケアにあたる者は、治るものだけをケアしているのではない。家族は医者に「治らない」と言われて、そこで介護が打ち切れるわけではない。

ただ、ご家族が「認知症って治らないんですよね」と言われることがある。しかし、ここで言われる「認知症」には中核症状だけではなく、周辺症状も含まれていることが多い。そのようなときには治せるものと、治せないものとを区別して伝える必要はある。たとえば、「もの忘れは治らないでしょうが、もの盗られ妄想は必ず治りますよ」と言うのである。

これだけで、ずいぶん気が楽になっていただける場合もある。

2　コーピング——人それぞれの対処戦略

コーピング論の概要

だが、ギャップが周辺症状をつくるというだけではケアの方針はたてられない。ギャップの具体的な様相を示し、その成り立ちやギャップをかかえることで強いられる彼らの生き方を明らかにしなければならないだろう。また、周辺症状にかぎらず、認知症を生きる姿にはつくられた部分が多い、と私は考えてきた。そのことも明らかにしたい。そのために、認知症の諸症状や行動を彼らのコーピングの結果として考えてみようと思う。

コーピングという考えは臨床心理学者ラザルスらによって提唱された理論だが、その学説を正確に伝えるというより、私の言葉に翻訳して、その概要を述べておこう。

人は生きていく過程でさまざまなできごとに遭遇する。それは世界的ニュースから日々のほんの小さなできごとにまで及ぶ。だが、その大半は、その人の行動に何の変化ももたらさず、うち捨てられる。あるいは、いっとき心をゆさぶられるが、すぐに忘却される。

しかし、なかには捨てることも忘れることもできず、心が激しくゆれ、そのゆらぎが持続するようなできごとに遭遇することがある。それは、できごとの客観的な大小によってだけではなく、それを受けとめる一人ひとりの構えや人生経験、人柄、その人の置かれた状況などによって決まるものであるに違いない。

むろん、大震災や戦争、虐待やひどいセクシャル・ハラスメントのように、大半の人に大きなゆらぎをもたらすできごともある。しかし、その反応はやはり人それぞれであろう。また、多くの人がなんということもなく笑ってすませるような日常のできごとや他人の言動が、ある人にとっては、ひどく心の傷になることもある。

また、ストレスをもたらしたできごとに対処しようとした行動が成功裏に進み、ストレスが解消される場合もあれば、かえって事態を複雑にし、混乱を招くこともある。ここまで述べてきた、すべての過程をコーピングと考えてよい。ここではとくに「人それぞれ」というところに注目して認知症の症状や行動の成り立ちを考えてみよう。

コーピングをこう考えてもいいだろう。

人はさまざまな生き方をもっている。人は生活世界のなかで、それぞれの行動原理に基づいて、なにがしか安定した秩序・構造をもって生きている、と言ってもいい。これは、危機に陥ったときにどう対応するかという、人それぞれの対処戦略にもなっている。

ところが、時としてこれまでの生き方あるいは対処戦略では対応できないようなできごとに遭遇し、危機に陥る。この危機があまりに大きければ、人はそれまでの生き方の変更を余儀なくされる。私たちは過去に何度か、このような事態に遭遇してきただろう。それが人生の節目を作ってきたに違いない。

しかし、高齢者にとって、さらに加えて認知症を病むことになった人たちにとって、これまでの生き方を変更して事態に対応するという柔軟さは失われていることが多い。むしろ、すでに対処能力を喪失した、これまでの生き方にしがみつくことの方が多いだろう。

だから、彼らの対処行動は空回りして、不安、困惑を生み、かえって事態を複雑にするようなものになりやすいのである。これが、彼らの混乱に拍車をかけている。周辺症状の多くは、このような結果、生み出される。さまざまな具体例については後に示そう。

彼らは、適応する力量が衰えた時期に、もっとも厳しい適応を求められるのである。

クリスティーンの考え

クリスティーンさんも同じような考え方をしておられるようである。

NHKのキャスターに「なぜ認知症を病む人は、時折、暴力をふるうのでしょう」と問われて、彼女は「それを私は適応行動と呼んでいます。彼らはやりたくないことをやるよう強いられて、それでも「嫌だ！」と言葉に出して言えないから暴力に訴えるのです。朝早くからシャワーを浴びろとか、嫌いなレバーを食べるように言われたり、とかね。私だって、言葉を失えば、暴力でそれを伝えようとするかもしれません。これらはすべてケアの問題なのです。ケアさえ適切なら、いわゆる問題行動の大半がなくなるはずです」と、耳の痛い、しかし正しい指摘をしている。

彼女の新著『私は私になっていく』では、認知症の告知を受けた数日後から、妻が何から何まで世話をやき始め、小さな子どもにするように衣服をきちんと並べて出すようになり、いらいらして、ついに妻を怒鳴ってしまった男性の例をあげ、「当然のことながら妻と家族は困り果て、本人も家族も不安が高じて、外部の介入が必要な状態にまでなった。このすべての不安の源は、認知症の本人は妻の感情を害したくないと思っており、また妻も当然の、正しいことをしていると思い込んでいて、一度も自分の介護がこれでいいのかどうかを彼に訊ねなかったことにある」と書いている。

認知症の告知に対するコーピングは、認知症者だけではなく、家族らをも巻き込み、それが双方を追い込んで、抜き差しならない関係に至ることがある、という彼女の指摘は重要である。むろんこれは告知に限ったことではない。日々の暮らしの至るところで、このような事態が起きているに違いない。

認知症を生きる人の姿

私たちが目の前にしている、認知症を生きる人の症状や行動は、脳障害から直接的に生み出されたものではなく、つくられたものである。「つくられた」と言うと語弊があるかもしれない。認知症によって生じる不自由に、一人ひとりが独自の方法で必死に対処しようとした結果である、と言えばよいだろうか。

クリスティーンさんも認知症の症状や行動の九割方は反応性の、つまり状況によって引き起こされたものである、と主張している。九割と言えるかどうかは別にして、私も大半がつくられたものであることに同意する。

たとえば、記憶障害は病態失認的態度を伴うことによって認知症独特の記憶障害になる、と第一部で述べた。つまり、自らの病態を認識して、トラブルを生じないように防衛策を講じることができないのである。それを脳障害から直接に導き出される中核症状として記述した。そのことを示す初期事例も示した。

しかし、記憶障害が忌むべき事態であり、そのことによって周囲に迷惑をかけているらしいことが徐々に分かってきて、強い不安や怯えが心に蓄積してくると、自らの記憶障害に目をつぶり、指摘されても否認するような態度が加わってきても不思議ではない。

とすれば、認知症が進むと、彼らの病態失認的態度にはもともとの器質性の症状と、コーピングの結果つくられた反応性のものとが混在してくるだろう。そうなると、それらを区分することはもはやできない。

3　さまざまなコーピング

弄　便

ここからは、さまざまなコーピングの例を示そう。

弄便(便いじり)は失敗したコーピングと考えることができる。「失敗した」と考えるのは「外側からの見方」かもしれないが、実際に困惑するのもまた事実である。

弄便はかなり認知症が進んだ人にみられるのだが、在宅介護では困り果てることの一つである。こんな成り立ちであろうか。

「お尻のあたりに何かが挟まっているみたいで気持ち悪い。触ってみよう。何かグニョグニョしたものがある。何だろう。でも、これを取り除けばいいんだ。手に何か付いたなあ。布団にこすりつけたら、まあ、何とかなった。お尻のあたりも少しマシになったようだ。あれっ？　すごい顔して嫁さんが飛んできた。怒ってる。何を怒ってるんだろう？　ひどくまずいことを私はしたらしい。何をしたのだろう……」

自分に起こった不具合を何とかしようとする人ほど周辺症状、なかでも妄想や徘徊などの陽性症状を招き寄せることが多い。何とかしようという意欲まで失ってしまうと、陽性症状はあまり見られなくなる。その意味では、陽性症状は認知症を生きる人のエネルギーの発露でもある。

だから、弄便があっても受容せよ、などと無理なことを言っているのではない。ある行動の裏に広がる世界を知って対応することが必要であり、叱責してもまったく意味がないと言いたいだけである。

ただ、ご家族はそんなことは百も承知で、それでもつい叱ってしまい、自責の念にかられるのである。私もかつて認知症をかかえる父親を自宅で介護していたことがある。ある日、帰宅すると、すさまじい臭いのなかで妻が泣きながら塗りたくられた便の始末をし、畳を拭いていた。つい厳しい叱責の言葉を、私は父に向けていた。妻に対する「すまない」という思いが、このような言動をとらせたに違いない。父はきょとんとした顔をし、それでも嫁のために自分が息子から叱られているらしいと感じたのだろう。妻をにらみつけ、しばらくはギクシャクした関係が続いた。

しかし、介護スタッフが同じようでは困る。また、後始末の間、ふるえながら薄着で放置されるなどということがあってはならない。

私たちの施設では、弄便はあまりみられなかった。あっても、スタッフは平然として「ちょうどいい時間ですから、シャワーを浴びましょう」と声をかけ、シャワーしてもらっている間に後始末していた。

弄便はやはり目届きが十分でないときに起きやすい。

物集めの世界

認知症が中期にさしかかった頃、コレクションというか収集癖がみられることがある。どちらかといえば、施設入所者にみられることが多いが、自宅でも近隣から盆栽や自転車などを持って帰る人がいる。持ち主を捜し出して家人が事情を話し、謝って返却するのだが、持ち主が見つからず、捨てるに捨てられず困り果てておられた方もあった。

施設などでは、あっという間に大量の衣服などを集める人もあれば、コレクションというより食べ残したものをタンスにしまい込み、悪臭がし出して気づく場合もある。集められるものは高価なものもあれば、砂利やゴミばかり集めてくることもある。これらは、監視して止めようとしても、叱りつけても、いわば強迫的に止むことがない。

自分の物と他人の物との区別ができなくなるからだ、と説明されることがあるが、区別ができなくなる人がみんなコレクションを始めるわけではあるまい。

どうしようもない寂しさ、喪失感、そして心にぽっかりあいた隙間を、物を集めることで埋めようとする行為ではないか、と私は考えてきた。嬉々としてコレクションしている人はあまりなく、何かにとりつかれたような、不安げな表情で物を集めておられることが多いのである。

私の経験でも、急に認知症の進行に加速度がついて中期から重度期に移行する過程で激しい収集癖を示した人がいた。ごく短時間で、他の入所者の衣類などを文字通り山のように集めてきて積み上げるのである。私たちは対応に困惑した。しかし、何とか彼女の寂しさを埋めようと、集中的にかかわり、緻密な対応をして改善した。

逆に、私物所持を認めないような施設では、トイレのタオルなどはどんどんなくなっていく。年老いて、施設に入ったときにお気に入りの小説も読めず、好きな音楽を好きなときに聴くことができないようでは、私などはとうてい暮らしていけそうにない。

ところで、私たちにも収集癖があるのではあるまいか。私を例にとれば、子どもの頃は切手を、長じては伝統こけしを集めていた。いつか読むだろうと本を買いあさったこともある。最近は、できるだけ不要なものを身辺に置かないようにしている。本は施設などに寄贈したり、友人にもらっていただいたりしたが、それが一万冊近くにもなって、我ながらあきれ果てた。

女性は袋物や靴が好きな方が多いようで、あまり使わないのにたくさんの袋物や靴が自宅に眠っているという方はおられないだろうか。

寂しさを埋めるものは、必ずしも物とは限らない。酒に逃げる人もあるだろうし、嫌なことがあると、かえって多食になる人、むやみに電話する人……、さまざまだろうが、施設入所者などではこのような憂さ晴らしは、まず不可能で、物集めがもっとも容易であるに違いない。

作話、妄想

クリスティーンさんは、「認知症の進行にともなって幻覚や妄想といった精神病的症状がみられることがあるが、安易に治療を行わないでいただきたい。それも一つの「適応反応」で、認知症の進行とともにますます混沌としてくる世界を、なんとかして解釈しようとしているだけかもしれないからだ」と訴えている。

正しい見方だと思う。彼女の言う「治療」とは、心根を考えない薬物療法ということだろうか。もの盗られ妄想については、私の見解を示したが、「人肌恋しい。頼りたい」という思いと「人に頼るなんてまっぴら」という二つの、両立しない思いに引き裂かれた人たちの苦渋のコーピングがもたらした結果であろう。

『吾妹子哀し』で、杏子が娘・茉莉子を記憶から消し去ったのも、茉莉子の言動から受けた傷を癒すための必死のコーピングであったと考えられる。

おもらしをし、ちょっとバツの悪そうな顔つきで、「そこに小川が流れていまして、そこで洗濯していたらこんなに濡れてしまいました。年をとると困ったものです」と言った方がおられた。

これは意識的な作り話ではなく、本当にそう思われたに違いないのだが、心の片隅に失禁あるいは失敗をしてしまったという認識をもたれているような、微妙な表情をされていた。これらは、認知症学では妄想あるいは作話と呼ばれるのだが、対処し難いと感じた事態を何とか切り抜けようとする彼らの思いが生んだ「成果」であろう。

「妻が二人いる」と訴えた人もいた。「一人は偽物で私につらくあたる。もう一人はホンモノで優しい」と言うのである。

心のありかは明らかだろう。介護している人が一所懸命であればあるほど、介護を受けている者の想いから離れてしまうことがある。介護を受けている人は、普段の優しさをじゅうぶんに分かっていながら、自分の想いが相手に伝わらない事態がもどかしい。しかも、それをうまく表現することができない。そこで、ついいらいらして、攻撃的になってしまうこともあるだろう。そして、自分を責める。

このような想いが、「妻は二人いる」という妄想になったに違いない。自分の中にある妻への感謝と攻撃という両立しがたい二つの思いを、二人の妻に分離して、投影したのである。

外来で「この方は、どちらですか」と問うてみた。「ホンモノ」とちょっと照れて答えてくれた。

当意即妙の言葉

認知症の不自由に対するコーピングが周辺症状を生むとは限らない。こんなことがあった。スタッフが面会の夫を連れてきて「面会ですよ。どなたか分かりますか?」と訊ねた。ところが、彼女は不機嫌そうに何も言わず部屋から出て行ってしまった。「まあ、今日はご機嫌斜めね。じゃあ、ごゆっくり」とスタッフが去ると、すぐに戻ってきて、「失礼ね。自分の父親が分からないはずないじゃない」とつぶやいた。

それを聞いて夫が、「父親じゃないよ。旦那だよ、旦那! 忘れんといて」と悲しい顔をした。それに対して彼女は即座に、「だって、あんたおとうちゃんじゃろ」と応えたのである。

面会があって「あっ、うれしい」と思った瞬間、記憶力を試され、テストされる(こんなケアを知らず知らずのうちにやってはいないだろうか)。「失礼な」と感じた彼女はそう言い放つ替わりに部屋を出ていく。スタッフと自分との役割・力関係をどこかですでに悟っていて、無駄な衝突を避けたのであろう。

その後、おそらくは「父親」と誤認(あるいは言い間違い)したことで相手を傷つけたと感じた彼女は、とっさに、「私はあんたのことをいつもおとうちゃんと呼んでたじゃない」と言い、見事にその場を切り抜けたのである。彼らが当意即妙に切り抜ける、その見事さにはいつも感心させられる。彼らはその都度必死なのだろう。

このようなとき、ご主人が、「はっはっは。うまい! そうか、そのとおりじゃな。おとうちゃんじゃよ、確かに俺は」と笑いとばしていただけるようだと、一時的にせよ、抜き差しならなくなっていた二人の関係がふっと解ける。ところが、不機嫌になって「何をまたごまかしてるんだ! 私があんたの旦那であることを忘れたらいかんじゃろう」と言われるようだと、関係は悪化し、さらに抜き差しならないものになりかねない。

こんな女性もおられた。彼女は若い頃、夫を亡くし、その後、夫の会社を引き継ぎ、立派に経営して、会社を大きくしてきた、地域では有名人であった。彼女は年老い、認知症をかかえて入所していたが、毎日のようにノートに文字を書き連ねておられた。それだけを見ると、立派な女社長の執務風景である。

しかし、ほとんどが横に置かれた新聞や雑誌からの転記で、誤字も多く、おそらくは文章の意味もつかめずに書いておられるようであった。ある時、「お仕事ですか」と声をかけてみた。「そうなんですよ。貧乏暇なしです」と言った後、のぞき込もうとしていた私にぴしゃりと「だめです。これは会社の機密書類なのですから」と言い、隠してしまわれた。

無遠慮に私的領域に踏み込もうとする私を拒否されたのだろうが、同時に、どこかで作業がうまく進められておらず、人目にさらすとまずいという感覚があったようにもみえた。

4　コーピングはなぜ生じるのか

自己同一性の保持

おそらく、人間以外の動物には、個体ごとにまったく異なる対処行動はみられないだろう。危機に際した時の行動にしても、種ごとにほぼ定まっているに違いない。では、人間だけになぜ人それぞれ異なるコーピングが生じるのだろう。

こんなことがあった。「ない、ない、なくなった、なくなった」といらいらしてタンスを引っかき回している人がいた。「どうされたのですか、何かなくされたのですか」と問うと、「あれじゃがね、あれ」と答える。「いっしょに探しましょうよ。あれって何でしょう」と問いかけると、「それが分かっているくらいなら苦労せん!」と怒鳴られた。「何がなくなったのか分からなくなったのですか?」と再度お訊ねすると、「さっきからそうだと言うとるじゃろうが!」とさらに怒りをあらわにされた。まずい質問をしたものだ、と反省した。

良性健忘と悪性健忘との比較表をもちだすまでもなく、これは後者である。では、一見無意味な、何を失ったかを忘れてしまってもなお探すという彼の行為はなぜ生まれるのだろう。自覚できないから、という決めつけは確かに一つの正解であろう。しかし、それだけではなく、探すという行為を続けることでようやく保たれるものがあるはずである。

それはおそらく彼の自己同一性《アイデンティティ》であろう。自己同一性というのは「自分が自分であること」という程度の意味である。つまり、過去から現在まで保持してきた自分、これからも同じ自分であり続けるだろう自分、そして、周囲からも承認されてきた自分のことである。

彼は、はじめは何か特定の物を探していたに違いない。それを途中で忘却してしまった。しかし、そこで探すという行為を中止すると、自分がこんな簡単なことまで忘れる人間になってしまったと認めることになる。それはとうてい許されない。世間体も悪い。とすれば、探し続ける以外に彼がとる道はなかったのであろう。

「無駄なことを……。あきらめたらいいのに」と言うのは、その程度のことでは自己同一性はびくともしない者の言い分である。かくして、けっして解決しない行動が繰り返され、堂々巡りに陥った彼らはますます焦燥をつのらせるのである。

このような行為からもの盗られ妄想までは後一歩であろう。なくなったのは自分のせいではない、誰かが盗っていったからだと考えることができれば、彼らの自己同一性は守られるに違いないからである。

私は、認知症を生きる姿にみられる困惑や周辺症状の多くは、このようなやむにやまれぬ心情から生まれてくるものなのだろうと考えている。むろん、そのような事態に彼らを追い込むのは、彼らのかかえている認知症を生きる不自由なのだが、それを周辺症状に転化させるものは、すでに保持することが困難になった自己同一性への執拗なこだわりである。

だから、それらは客観的な目標を失った、解決に至ることのない、周囲からみると「無意味な」行動になりがちであり、「問題行動」になることが多いのである。しかし、彼らにしてみれば、それらは自己同一性保持のための必死の闘いなのである。たとえそれが、現実的には無謀な試みであり、多くは空回りしてさらに不安と困惑を深める結果をもたらすことになろうとも、である。

意味の世界

クリスティーンさんは、妄想を「自分の秩序感を取り戻すために、なんとか意味を見つけて納得しようとしているのだ」と述べている。

私もそう思う。だが、意味の世界はやはり現実世界の論理と秩序を前提にしている。だからこそ、自分が遭遇している、現実では解決困難な事態に無理矢理「意味」や秩序を求めようとすれば、妄想に行き着くよりほかないのである。

大切なものを置いたところを忘れ、自分の責任として対処できないとすれば、「盗られた」になるだろう。自分の責任と認知するには、そのような判断能力と同時に、大切なものさえ置き忘れてしまう自分を受け容れねばならない。「なくなったものは致し方ない」と、意味を探ることを断念できる人は妄想を抱くまでには至らない。

配偶者が浮気していると信じて、責めるという妄想がある。嫉妬妄想である。どちらかといえば男性に多く、いつも妻を傍に置きたがる。妻が自分の視野から外れるとすぐに呼び寄せる。妻は、またあの話を延々と繰り返され、攻撃の的になるのはやりきれないと夫の傍を離れようとするから、ますます「私を避けるのは、浮気しているからだろう。今、男に会ってきたに違いない」と、妄想がふくらむ。

亭主関白で、妻を「自分のモノ」とみてきたような男性に多いのだが、自分が妻を優位な立場で所有することが不可能になった事態に意味を見いだそうとして、「悪いのは自分ではない。妻が浮気しているからだ」と言いつのるのである。だから、嫉妬妄想はこのような男性にとっての盗られ妄想である、と考えてもよかろう。

意味を求める行動は、保持することが困難になった自己同一性を保持しようとあがく行為である、ということもできる。コーピングとはさしずめ意味を探求することなのかもしれない。その結果、妄想などの、さまざまな周辺症状が生み出されるのである。

5　失敗したコーピングから抜け出させるもの

悪循環のループからの解放

自己同一性を保持しようとする行動が、逆に自己同一性を危うくしてしまっているという悪循環の輪《ループ》に巻き込まれている、このような人たちに、どうかかわればいいのだろう。難しい。

彼らの抜き差しならなくなった事態を思いやって、少し気を逸らせることで、けっして解決に行き着かず、焦燥をつのらせる一方の行動を中断していただくのが、一時的だが実際的な逃げ道である。

だが、本当は「そんなに過去の自分にこだわり、守ろうとしないでいいのですよ。失敗してもそのままのあなたで十分なのです」と言ってあげたい。クリスティーンさんの言葉を借りて「過去のこと、できなくなったことに意味があるのではなく、今ここであなたが生きていることが大切なのです」と伝えたい。

しかし、それは言葉として伝えても納得していただけるわけではなく、そのような場を提供し、そう思っていただける雰囲気に包み込む以外にはないだろう。そこは、失敗しても責任を問われることのない、世の規範、常識から少し自由で、世間体など気にする必要のない、暖かく豊かな人と人とのつながりがあふれている場になっているはずである。

だが、それは「虚構の世界」である。現実は秩序と常識に守られた世界であり、なんと言っても、人に役立つことをよしとし、迷惑をかけることはいけないことで、金、地位、名誉、論理……が幅を利かす世界である。しかし、そこからちょっと外れたところに彼らが安らげる場と関係があるはずである。

認知症のケアがうまくいっている場は、このような場であるに違いない。だが、虚構の世界はいつも宙づりになっている。いつ何時、現実世界から脚をひっぱられるか分からない。

先に、激しい物集めが見られた例を紹介し、寂しさを埋めるかかわりが、その行動を改善したと述べた。しかし、本当は続きがある。しばらくして彼女の物集めが再発し、今度は衣服を引き裂くという行為が加わって、私たちは困惑しきった。本人の持ち物ならともかく、集めてきた他の利用者の衣服を損傷することが続き、家族の方々から厳しいお叱りを受けるようになったからである。

結局、監視し、行動を制限するような対応をとらざるをえなかった。それは、暖かい虚構の世界とは正反対のものになった。彼女は、それでもこっそり隠れて集めようと画策するようになり、その表情はいっそう沈鬱なものに変わった。苦い思い出である。

自己同一性へのこだわりが解けると

自己同一性への強迫的こだわりが、かえって自己同一性の保持を危うくし、大きなゆれを招く。その悪循環が認知症者を追いつめる、と述べた。ということは、この悪循環から解き放つことができれば、逆に彼らの自己同一性の崩れを最小限にできる、とは考えられないだろうか。

もし、そうだとすると、クリスティーンさんの知的「私」の壊れがきわめて少ない理由も説明できる。彼女は、ポールさんというすばらしいケア・パートナーに恵まれ、DASNIの仲間たちという、ふたりだけの世界を拓くつながりももっておられる。そうであるからこそ、知的「私」の壊れも最小限にできる。それが彼女の現在の姿をつくっている。

先に述べたように、認知症を生きる姿の大部分は、いわばつくられたものであるとすると、このような考えも納得していただけるのではあるまいか。周辺症状が暮らしのなかでつくられることは繰り返し述べてきた。しかし、中核症状も、それ自体は脳から直接生成されるとしても、その不自由をかかえて生きる姿は、暮らしのなかで生まれる。

不自由に怯え、何とか不自由を乗り越えようと抗い、挫折してあきらめ、あるいは、まるで不自由がないかのようにやり過ごして、彼らは日々を生きている。この無理な生き方が知的「私」の破壊を、本来の器質性症状を越えて、いっそう促しているのかもしれない。

これが現在、私が到達した仮説であり、論理的帰結でもある。私の限られた実践でもこれを裏づける多くの例に出会っている。すばらしい介護を受け、ゆれの少ない生活を送っておられる方は、生き生きと自らの意思に従って、安定した暮らしをしておられる。認知症の進行も緩やかであるようにみえる。

先に奥様からのメールを紹介させていただいた方は、私がお会いした時点で、アルツハイマー型認知症と診断されてすでに三年になるという。しかし、とても安定しておられ、会話のなかでも的確なご意見を伺えた。

ある通院日、彼は病棟の窓を見つめて「入院するようにはなりたくないな」とつぶやき、それを聞いた妻は胸がつぶれる思いだった。しかし、この言葉に続けて「でも、老いのかたちを自分で決めることはできないのだから……、そのときが来たら潔く受け容れましょう」と言われ、妻はこれが認知症を病む人の言葉かと驚き、畏敬さえ感じたという。

今は、ある社会活動に二人で参加されており、彼も時折、本質をつく鋭い意見を述べられる、とお聞きした。

埋もれている力

ここまで書いてきて、認知症をかかえる不自由を強調し過ぎたかもしれない、と感じている。自己同一性の保持のための無理な努力をせずともよくなり、「つくられた行動」がなくなると、彼らにそれを発揮していただけるきっかけを提供するだけで、まだまだ埋もれている力があることが分かってくるのではないか、と考えるからだ。

すでに述べた「昔取った杵柄」はその一つだが、それだけを強調して言うと、彼らが新しいことが覚えられないかに誤解されそうである。しかし、そうではない。

自分の思いを文字にしていただく。最初は「手紙も長い間、書いたことがない」と尻込みされるのだが、あまりに尻込みが強い方に対しては、最初は話をしてもらい、それをスタッフが復唱して書き取っていただく。このようなことを続けていくと、徐々にスタッフの助けを借りなくても、とても素朴だが、思いのこもった味のある文章を書いていただけるようになる。

新しい歌を覚えて、年末の、家族も集まっていただくパーティで披露してくれたこともある。やはり演歌が覚えやすいようで、「ふたりは二輪草」のリフレインで終る歌(曲名は「二輪草」)を、プロ顔負けというほど歌がうまいスタッフが毎日のように繰り返し教えた成果であった。

言葉さえ失った、かなり重度の人たちが見事な楽器演奏をしてくれたことがある。楽器演奏と言っても、太鼓やタンバリン、鈴、カスタネット、トライアングルなどだが、音楽を流して伴奏のようにリズムをつけていただく。そのために三拍子、四拍子などのリズムを刻む練習をするのだが、毎日やっていると、ぴたっと決まるようになる。その瞬間、みんながほーっと息を吐き、「やったあ」という雰囲気で笑顔になる。傍にいた私もうれしくなる。曲は、あまりスローでもなく、アップテンポ過ぎるものでもない曲がいい。ＫＡＮの「愛は勝つ」などはとてもうまく合奏できた曲の一つである。

保育園の子どもたちが来てくれることもある。最初は、子どもたちが慣れない手つきであやとりをやって見せてくれていたが、そのうちに彼女らの方が「こんなのもあるよ。知ってる?」と子どもたちに教えていた。

彼らは子どもたちが来てくれると喜ぶ。普段はあまり表情のない方が、ニコニコして子どもの頭をなでている。犬を連れて行ったら大喜びでたくさんの方々が寄ってこられた。ケアを受けていると、私たちも気をつけてはいるのだが、どうしても彼らは受け身になりがちである。しかし、子どもや動物に対しては、自分が主人公になれる、あるいは世話する役割をとれる、と感じられるのかもしれない。

6　介護者のコーピング

介護者の自己同一性

介護者にも、コーピングがみられる。介護者自身が自らの自己同一性を保持あるいは改変しようとする行為といってもいい。先に、クリスティーンさんの本から引用した、認知症という告知を受けてすぐに妻が全面介護を始めたのは、おそらく「認知症になると何もできなくなる」という世間に流布している「常識」に従って、認知症者の妻という、新たな自己同一性を確立しようとした、彼女なりの精一杯の努力であっただろう。

さらに、認知症と知らずに接してきた、それまでの自分の態度に対する自責感が加わり、「これからは怒ったりせずに、優しい妻になり、緻密な介護をするんだ」という思いが、認知症を病む者からすれば、「子ども扱いするな！」という反応を引き出してしまう。妻にしてみれば、「じゃあ、どうしろというの」と困惑したに違いない。こうして、介護する者と介護を受ける人とは抜き差しならない関係に追い込まれる。この夫婦は、専門家の介入を必要とするような混乱に至っている。

よくご家族からこういう話を聞く。「(認知症の)姑をみるだけなら、どうということもないの。だけど、手助けもしてくれないのに、なんやかやとうるさい人もいて、たまに来ては好き勝手を言う親戚もどうかと思う。そういうときに限って姑はニコニコと、いい顔するんだから。「まあ、いいおばあちゃんじゃない」だなんて、よく言うよ」

ポールさんの見事なケア・パートナーぶりをテレビで見ても「とてもあんなふうにはいかない。そりゃあ、ポールさんははじめからケア・パートナーとしてクリスティーンさんと暮らし始めたからいいようなものの、私たちは途中から、やむを得ず望みもしない介護を強制されているのだから」と嘆息する。

家族はケア・パートナーとして生きるだけではなく、規範と常識の世界も生きなければならない。その狭間に置かれて、二つの世界に引き裂かれてしまうのだ。これはケア場面で、虚構の世界が現実世界に足をすくわれるような事態に直面した私たちと同様の悩みであろう。

すばらしい介護者たち

私などちょっと真似できないほどすばらしい介護をする人たちがいる。そういう方の目は輝いて見え、どこかで介護を楽しんでいるように感じる。受苦としての介護を、いつの頃からか、自ら選択した行為に変えている、と言ったらいいだろうか。

「何言ってるの、恨みつらみで暮らしているのよ」と言われることも多いのだが、どこか、彼らには規範と秩序の世界を超え出て、透明な空気を身にまとっておられるような雰囲気がある。

はじめは非の打ち所のない嫁であり、気配りの行き届いた妻として暮らしておられた方がいた。家はどこでも整理整頓されていて、塵一つ落ちていないような暮らしぶりだった。その姑が認知症を患い、それまでの暮らしぶりが維持できなくなって、はじめはずいぶんいらいらしておられた。

しかし、いつの間にか、家中が散らかり放題になっていても、「まあ、死にはしないのだから。気になるなら、主人や子どもたちが自分たちで掃除すればいいのよ」とあっけらかんとしておられるようになり、はじめは何かと衝突しておられた姑と、日がな一日楽しげに暮らされるようになった。

認知症の姑をかかえていても、片意地はって、近隣に絶対に気取られないようにしておられた方がいた。しかし、いつの頃からか、「ちょっと手伝って」「買い物に行ってくるから、しばらくみていてよ」と隣人たちに気楽に声をかけるようになられた。

この方は、その姑とふたりでパリ旅行にでかけられた。「先生、面白かったわよ。飛行機のなかでお漏らししてしまったんだけど、スチュワーデスがクルーボックスを貸してくれて着替えまで手伝ってくれましたよ。ルーブル美術館では絵を見ているうちにいなくなってしまってね。蒼くなって探していたら守衛の方と手をとりあって話してるのよ。フランス語などまったく知らないのにね。守衛さんと手を振って別れてたけれど、「すごいよ、うちの義母は」って感動しましたよ」

このような人たちの優しさは筆舌に尽くしがたい。しかも、彼らのすべてがごく自然に介護にあたっておられる。それがまた、すばらしい。

優しい息子

このような方々には、すばらしい家族の絆があるのが通常である。むろん、逆に子どもが不登校になって困り果て、しばらく認知症の家族をお預かりした場合もあったのだが。

こんなことがあった。ある瀬戸内の島で講演を依頼された。はじめに介護者からの介護体験が語られ、それがすばらしかったので言い足りないことがあるはずだと考えて、急遽《きゅうきょ》、講演を取りやめ、発表者と私とのトークショーに切り替えた。彼女は舅の介護に当たっていた。そこでお話いただいたのは、このような物語である。

介護に難渋するさまざまなできごとがあり、彼女は疲れ果ててうつ状態にもなったという。夫は遠洋漁業に出ていて一年に二、三か月しか家にいない。ほとんどの日々が、舅、彼女、そして大学受験生の息子の三人暮らしであった。

彼女は、受験を控えている息子には、自分の大変さを気取られないように、「今日はおじいちゃん、こんな話をしてくれたよ。こんな面白いことがあったよ」などと無理にでも明るく振舞っていたという。

受験前の夏休み、息子は「今日から夕飯は僕が作るよ」と言いだした。確かに料理の好きな息子だったようだ。「受験で大変なんじゃないの？　大学に行くんでしょ。料理学校に行くことにしたの？」と問うと、「うん、まあ」とあいまいな返事が返ってきた。

でも、確かに助かるので、それからは夕飯を息子に作らせた。その息子が大学に合格して、島を出ることになった。

港まで送って行き、「やっぱり普通の大学に行くことにしたんだね」と問うと、息子はそれには答えず、「母さん、無理したらだめだよ」と、ぽつりと言った。そこではじめて夕食づくりには、息子の自分に対する暖かい心づかいが込められていたのだと気づいた。

「いろいろたいへんなことがありました。でも、息子があんなに優しい奴だと分かって、とてもうれしかったのです。私の好きな中島みゆきの曲を口ずさんで、涙を流しながら、自転車のペダルを踏んで自宅に戻りました。その途中でみた夕焼けは、生涯で一番きれいな夕焼けでした」

その場に集まったみんなが泣いていた。むろん、私も、である。

家族の闇

ただ、このようなすばらしい介護が語られると、一方で心傷つく家族も必ずあるはずである。家族には、あるいは人間には語ることのできない闇がある、と私は感じてきた。

二〇〇四年に開催された国際アルツハイマー病協会国際会議・京都でも、すばらしい介護体験が語られ、「愛と忍耐があれば、介護の困難は乗り越えられる」という発言もあった。しかし、一方で、「私たちは何も好きこのんで介護にあたっているわけではない」という家族の本音も聞かれた。「私たちの気持ちをくんでケアしてください」という認知症をかかえる人たちの要請もあった。これらの意見が激しく切りむすぶことはついになかった。

誤解を招くことを覚悟で、あえて言えば、このような場で話せる人たちはまだ恵まれているのかもしれない。他人に語ることなどとうていできない、墓場までもって行かねばならない秘密をかかえている人たちがいることを、私たちは知っておかねばならない。

「愛? 私はとうていあの人を愛することなんてできない。だって……」

この「……」の部分に語るに語れない闇が潜んでいるのである。このような人たちに愛を求めることの愚を、私たちは知っておいた方がよい。だから、在宅介護を例外なく善とする考え方に私はくみしない。

むろん、語っていただけた方もある。

義母の介護にあたっていたある女性は、どこかよそよそしく、義母の身体に触れることさえ避けておられるようにみえた。その方とゆっくり話す機会があった。押さえていたつもりだったのだが、私の口調のどこかに彼女を非難する雰囲気があったのかもしれない。

突然、私に詰め寄るように「主人は、今、私を捨てて女のもとに走り、行方も分からない。そんな男の母親をなぜ私がみなければならないのですか！」と叫ばれた。目には涙があふれていた。

私は言葉を失って、ただじっと聴いているしかなかった。しかし、そのときから彼女は人が変わったように優しくなられ、バスツアーにごいっしょしたときなど、義母の手を取って歩いておられた。

こんな方もおられた。

ある男性が亡くなられ、香典返しのかわりにと施設にご寄付いただいた。お宅に伺い、お焼香をすませて、優しくかっこいいおじいちゃんでしたね、利用者にもスタッフにももててね、と思い出を語っていたが、下を向いて涙にくれていた妻が、顔を上げて「あいつはひどい奴でした」と言われた。

えっ、と問い返す私に「若い頃は、飲む、打つ、買う、の三拍子そろっていて、おまけに短気で、私はよく殴られたものです。寝たきりにでもなったら蹴飛ばしてやろうと、いつも考えていました」と言う。

そう言われると確かに、はじめてお会いした頃は、ちょっと突き放したような雰囲気があった。でも、ずいぶん優しくしておられたではないですか、と言う私にこう答えられた。「先生のところに預かってもらって、いつも皆さんに夫をほめていただき、最初は「外面《そとづら》だけはいいんだから」と思っていたんですが、そのうちになんとなくうれしくなってきてね。それに、あの人はいっしょになってはじめて、私に「ありがとう」と言ってくれたんですよ。そして、何度も何度も「すまんなあ、めいわくかけて」って涙目で言うんです。だめですねえ、女は。そう言われると、つい許す気になってしまったんですよ」

そして、「でも、もし蹴飛ばし続けて亡くなりでもしたら、私の人生はいったいなんだったんだろう、と思うところでした。最後にちょっといい思い出を残して逝ってくれました」と言葉を足し、深々と頭を下げられた。

そして、どこか晴れ晴れした表情で見送っていただいた。

病む家族

このような体験を背景に、認知症者の家族も病んでいると考えた方がよい、と私はスタッフに言ってきた。認知症をかかえる人には、「問題行動」があっても非難することなどけっしてしないスタッフが、家族には厳しい目を向けることがある。認知症をかかえる人の世界を知ってかかわらねばならないのと同様に、家族は闇の世界をかかえていることもある、私たちの目が届かないところで追いつめられているのかもしれないと考えてかかわることを、私はスタッフに求めたのである。

家族を語ると、人はどうしても感情的になりやすい。だれもが自分が育てられ、自分がつくってきた家族という体験に引きずられてしまうからであろう。客観的に家族を視ることはかなり難しい。だからこそケアにあたる者は、自分の家族観がかなり偏ったものであるかもしれないと意識的に考え、それを介護する家族に押しつけてはならないと自戒しておかねばならない。かならずしも幸福とは言えない家族体験をもっているスタッフは、かえって倫理的に過ぎる家族像を求め、あるいは完璧な家族関係を期待して、そのような家族像に無理に押し込めようとする間違いを犯しやすい。

そうでなくとも、それぞれの家族には、それぞれの歴史があり、文化がある。それを無視して、家族指導と称し、大きな変化を家族に求めるなどという行為は、どだいうまくいくはずがない。むろん、老人虐待があっても見逃せ、などと言っているのではない。家族の態度を一方的に「優しい」「冷たい」などと裁断することの不遜さを指摘しているに過ぎない。

すばらしい親だったと考える子どもたちは、目の前の親の変貌をどうしても受け容れることができず、激しく叱責したり、つい邪険にしてしまうこともある。このような場合には、しばらくお預かりして、距離をとっていただくようにしていた。むろん、その間、ご家族とは何度も出会って、お気持ちを伺っていた。

クリスティーンさんの娘さんたちも、敬愛していた母親の変化をどうしても受けとめることができず、長女は世話を焼きすぎて衝突を繰り返し、次女は好きな馬の世話に逃避し、三女はいじめに遭い、麻薬に走った時期もあったらしい。彼女らの姿、言葉はテレビでも報じられた。

あまりに無理して在宅介護を続けていると、ついには燃え尽きて、介護することさえ放棄してしまわれることがある。そうなると介護者は一見楽になったかにみえても、自責の念にかられることになる。不幸にして入所中に生命の限りを迎えられると、残された家族には取り返しのつかないことをしてしまったという悔いばかりが残る。

なかには家族という枠組みをいったん解体し、家族の絆から解き放って、ケアを専門家にゆだねた方がまだいい、という場合さえある。だから、私は「冷たい家族」を非難の目にさらしてはならない、と考えてきた。

そのような思いから、私は「自分たちだけで介護を背負うことはやめた方がいい。私たちにもお手伝いさせてください」とご家族に言い続けてきたのである。具体的な日常生活のケアを専門家にゆだねたことで、ようやく優しさを取り戻せたと語る家族も少なくない。

家族の絆

児童虐待、家庭内暴力、高齢者虐待などという嫌なニュースが続く。そのたびに家族の絆の喪失が語られる。

しかし、現在ほど家族に情緒的な機能が求められ、強調される時代はなかったような気もする。家族愛が倫理として、規範として強く求められているのである。それは、あたかも家庭以外には人と人との絆が求めがたいという前提に立っているとさえ思える。

そして、家族愛を育てるのは女性の担うべき役割であるかに語られることが多い。それが在宅介護の八割を担うといわれる女性を追いつめる。「長男の嫁だから、舅、姑を看るのは当たり前でしょう」という前近代的な決めつけもまだ残っている。介護問題は女性問題でもある。

これらが、彼女らの受苦としての介護という意識を強めている。介護の社会化をうたった介護保険も、家族介護の足りない分を補うというレベルから抜け出ているとは思えない。

「十分とはとうてい言えないけれど、使える制度は使いましょうよ」と私は言ってきた。

光明に至る道

このように主張しながら、やはり私は伝えたいのだ。

認知症をかかえることになった家人を、砂を嚙む思いで介護してきた人たちが、長年の苦闘の果てに、今までかかえてきた家族の、あるいは自分の心奥に潜む闇を、ようやく乗り越え、それまでにない清澄な世界に辿り着かれることがある。そのような人たちに何人も私は出会ってきた。その旅に同道させていただいたことに私は心から感謝している。

それは認知症をかかえながら懸命に生きる人たちの旅路と、どこかで通底している。

彼らの体験は、生きるのがますます困難になりつつある、この世に希望をもたらす光明である。

おわりに

最後に、本書で私が伝えたかったことをまとめておく。

第一部は医学的、客観的な認知症の知識であるが、教科書的で退屈だったかもしれない。しかし、このような知識も認知症の真実を知っていただくためにはどうしても欠かせない。

たとえば、認知症は症状レベルの概念で基礎にはさまざまな疾患がある。基礎疾患が違えば、治療もケアも異なる。このことにふれることさえせず、論拠に乏しい予防論を語るのは、もういい加減やめにしていただきたい。そうでなくても、認知症を病むのは本人の心がけが悪かったからだなどという、言われなき非難がまだまったくなくなったわけではないのだ。

「うちの親はぼけたふりをしているだけだ。五分前のことを覚えていないと言うが、五〇年前の、私たちの結婚のいきさつはよく覚えていて、「親に内緒で、駆け落ち同然にいっしょになって、ふしだらな女だ」などと今でも嫁をいびるんだから」と吐き捨てるように言い、老人虐待に至った家族があった。そのような際には「それが認知症にみられる記憶障害の特徴なのです」と言って、分かってもらわねばならない。

しかし、いつもこのような説明に終始すると、大切なものが抜け落ちる。たとえば、認知症をかかえる人の思いは、このような説明では語れない。ましてやトラブルが起きるたびに「それは認知症の症状だから致し方ない」などと決めつけるのは間違っている。

そこで、第二部では体験としての認知症を探った。「外側からの見方」ではなく「内側から」認知症を病む人の世界を描きたかったのである。

まず、青山さんの私小説を読み、認知症をかかえることの悲惨と光明とを等分に見定めようとした。彼らの寂寥は深く、哀しい。しかし、それゆえにこそたどり着いた、人と人とのつながりの深さは、この世で見失いがちな光明をもたらしてくれる。

ついで、「認知症の語り部」クリスティーン・ブライデンさんの手記を読み、彼女が告知を受けて陥った絶望から再生し、「本当の自分」に至る軌跡をたどった。確かに、彼女は得がたいケア・パートナーに恵まれ、おそらくは経済的にも恵まれた特殊な例かもしれない。しかし、条件さえ整えば、認知症をかかえても生き生きと穏やかに豊かな暮らしを過ごせるという実例を目の前にできることは、ケアにあたる者にとっては、やはり希望である。

しかし、現実は混迷のさなかを生きる人たちであふれている。なぜだろうか。それは彼らのかかえる不自由が、単なるもの忘れをはるかに越えて広く深いからである。そこで、彼らの不自由を、できる限り暮らしの場に即して述べた。

だが、それだけではない。彼らは自らがかかえる不自由と格闘し、あがき、取り繕い、あきらめ、不自由などないふりをするなどして、ひどく無理な生活を続けている。それは彼らに二重の不自由をもたらしているに違いない。この悪循環の輪《ループ》に介護者も巻き込まれて抜き差しならない関係に陥っていることが多い。

だからこそ、彼らには世間体などにはとらわれず、失敗してもとがめられない場を用意する必要がある。そこには一人ひとりの不自由を知悉《ちしつ》したうえでの過不足ないケアが届けられており、しかも暖かな人と人とのつながりが満ちているはずである。そのような場と関係が作り出せれば、彼らは大変な不自由をかかえていても、生き生きとした、安定した生活を送れるようになる、と私は確信している。そのような実例も示した。

しかし、それは「虚構の世界」である。なんと言ってもこの世は、できる人、金を稼げる人、常識や規範に沿って生きている人だけが尊重される世界である。だから「虚構の世界」はいつも宙づりになっていて、現実に足を引っ張られがちであり、ケアの現場も在宅介護者も、現実の世界と虚構の世界とに引き裂かれてしまうのである。

もし、この世が、その片隅にであっても、世の価値観から離脱した「虚構の世界」をそっと認容できるようになれば、認知症を病む人たちも、彼らとともに生きている人たちも、もっと心安らかに生きていけるはずである。それは認知症をかかえる人たちを、生まれ、育ち、暮らし、老い、病を得て、生命の限りを迎える自然な流れに置くことのできる社会であろう。それはすべての人に安定と豊かさをもたらしてくれるに違いない。

私たちは、まだまだ小さな点に過ぎないだろうが、豊かな「虚構の世界」をあちこちにつくりだし、それがいずれはこの社会のかたくなな枠組みを変えるに違いないと楽観的に信じるしかない。私たちがやれることは絶望的なまでに小さい。しかし、そこからしか希望は生まれないのだ。

あとがき

本書は、痴呆から認知症への用語変更にあたって、誤解されることの多い、認知症という病の真実を少しでも世に伝えたいという思いで書いたものであるが、書き残したことも多い。たとえば、認知症のケアについて体系的に書くことはあえて避けた。もっとも、私は長年認知症ケアの現場にいたから、どのように書いてもケアという問題意識から離れてはいないつもりである。

近著『物語としての痴呆ケア』(土本亜理子との共著。三輪書店、二〇〇四年)はケアに焦点を当てたものである。併読していただければありがたい。重複している記述も多いが、そのことについてはご了承いただいた、土本さんと三輪書店に感謝する。

なお、本書の性格上、文献はほとんどすべて省いた。なかにはお断りせずに引用した文言もある。ご寛容願いたい。

小説の引用をお許しいただいた青山光二氏には深く感謝している。「小山のおうち」の実践については、長年このディケアを支えてこられた石橋典子看護師、高橋幸男医師の諸論文などから引用させていただいた。二人は私の古くからの友人でもある。

二〇〇四年一〇月に京都で開催された国際アルツハイマー病協会国際会議に参加して、今、認知症のケアは「外側からの見方」によってではなく、認知症をかかえる当事者の体験を踏まえ、心に添ったケアに転換するターニングポイントにさしかかっている、と感じた。本書が少しでもその方向を進めるのにお役に立てれば、この上なくうれしい。

小澤　勲

1938年 神奈川県に生まれる
1963年 京都大学医学部卒業．京都府立洛南病院勤務，同病院副院長，老人保健施設桃源の郷 施設長，種智院大学教授を経て
現在ー種智院大学客員教授
著書ー『痴呆老人からみた世界』(岩崎学術出版社)，『痴呆を生きるということ』(岩波新書)，『物語としての痴呆ケア』(三輪書店)ほか

認知症とは何か　　岩波新書(新赤版)942

2005年3月18日　第1刷発行

著　者　小澤《おざわ》　勲《いさお》

発行者　山口昭男

発行所　株式会社　岩波書店
〒101-8002 東京都千代田区一ツ橋 2-5-5
案内 03-5210-4000　販売部 03-5210-4111
http://www.iwanami.co.jp/

新書編集部 03-5210-4054
http://www.iwanamishinsho.com/

印刷製本・法令印刷　カバー・半七印刷

ISBN 4-00-430942-5　　Printed in Japan

岩波新書創刊五十年、新版の発足に際して

岩波新書は、一九三八年一一月に創刊された。その前年、日本軍部は日中戦争の全面化を強行し、国際社会の指弾を招いた。しかし、アジアに覇を求めた日本は、言論思想の統制をきびしくし、世界大戦への道を歩み始めていた。出版を通して学術と社会に貢献・尽力することを終始希いつづけた岩波書店創業者は、この時流に抗して、岩波新書を創刊した。

創刊の辞は、道義の精神に則らない日本の行動を深憂し、権勢に媚び偏狭に傾く風潮と他を排撃する驕慢な思想を戒め、批判的精神と良心的行動に拠る文化日本の躍進を求めての出発であると謳っている。このような創刊の意は、戦時下においても時勢に迎合しない豊かな文化的教養の書を刊行し続けることによって、多数の読者に迎えられた。戦争は惨憺たる内外の犠牲を伴って終わり、戦時下に一時休刊の止むなきにいたった岩波新書も、一九四九年、装を赤版から青版に転じて、刊行を開始した。新しい社会を形成する気運の中で、自立的精神の糧を提供することを願っての再出発であった。赤版は一〇一点、青版は一千点の刊行を数えた。

一九七七年、岩波新書は、青版から黄版へ再び装を改めた。右の成果の上に、より一層の課題をこの叢書に課し、閉塞を排し、時代の精神を拓こうとする人々の要請に応えたいとする新たな意欲によるものであった。即ち、時代の様相は戦争直後とは全く一変し、国際的にも国内的にも大きな発展を遂げながらも、同時に混迷の度を深めて転換の時代を迎えたことを伝え、科学技術の発展と価値観の多元化は文明の意味が根本的に問い直される状況にあることを示していた。

その根源的な問は、今日に及んで、いっそう深刻である。圧倒的な人々の希いと真摯な努力にもかかわらず、地球社会は核時代の恐怖から解放されず、各地に戦火は止まず、飢えと貧窮は放置され、差別は克服されず人権侵害はつづけられている。科学技術の発展は新しい大きな可能性を生み、一方では、人間の良心の動揺につながろうとする側面を持っている。溢れる情報によって、かえって人々の現実認識は混乱に陥り、ユートピアを喪いはじめている。わが国にあっては、いまなおアジア民衆の信を得ないばかりか、近年にいたって再び独善偏狭に傾く惧れのあることを否定できない。

豊かにして勁い人間性に基づく文化の創出こそは、岩波新書が、その歩んできた同時代の現実にあって一貫して希い、目標としてきたところである。今日、その希いは最も切実である。岩波新書が創刊五十年・刊行点数一千五百点という画期を迎えて、三たび装を改めたのは、この切実な希いと、新世紀につながる時代に対応したいとするわれわれの自覚とによるものである。未来をになう若い世代の人々、現代社会に生きる男性・女性の読者、また創刊五十年の歴史を共に歩んできた経験豊かな年齢層の人々に、この叢書が一層の広がりをもって迎えられることを願って、初心に復し、飛躍を求めたいと思う。読者の皆様の御支持をねがってやまない。

（一九八八年一月）

岩波新書より

法律

裁判官はなぜ誤るのか　秋山賢三
憲法への招待　渋谷秀樹
自治体・住民の法律入門　兼子仁
新 地方自治法　兼子仁
経済刑法　芝原邦爾
憲法と国家　樋口陽一
法とは何か〔新版〕　渡辺洋三
日本社会と法　渡辺・甲斐 広渡・小森田 編
法を学ぶ　渡辺洋三
法廷のなかの人生　佐木隆三
民法のすすめ　星野英一
マルチメディアと著作権　中山信弘
戦争犯罪とは何か　藤田久一
日本の憲法〔第三版〕　長谷川正安
結婚と家族　福島瑞穂
プライバシーと高度情報化社会　堀部政男
憲法第九条　小林直樹
日本人の法意識　川島武宜
ある弁護士の生涯　布施柑治

ジャーナリズム

映像とは何だろうか　吉田直哉
新聞は生き残れるか　中馬清福
テレビの21世紀　岡村黎明
反骨のジャーナリスト　鎌田慧
広告のヒロインたち　島森路子
ジャーナリズムの思想　原寿雄
フォト・ジャーナリストの眼　長倉洋海
日米情報摩擦　安藤博
キャッチフレーズの戦後史　深川英雄
抵抗の新聞人 桐生悠々　井出孫六

岩波新書より

社会

- ルポ 解雇 — 島本慈子
- 未来をつくる図書館 — 菅谷明子
- メディア・リテラシー — 菅谷明子
- リストラとワークシェアリング — 熊沢誠
- 女性労働と企業社会 — 熊沢誠
- 能力主義と企業社会 — 熊沢誠
- 食の世界にいま何がおきているか — 中村靖彦
- 狂牛病 — 中村靖彦
- 豊かさの条件 — 暉峻淑子
- 豊かさとは何か — 暉峻淑子
- 日本の刑務所 — 菊田幸一
- 靖国の戦後史 — 田中伸尚
- 日の丸・君が代の戦後史 — 田中伸尚
- 遺族と戦後 — 田中伸尚・田中宏・波田永実
- 山が消えた 残土・産廃戦争 — 佐久間充

- ああダンプ街道 — 佐久間充
- 消費者金融 実態と救済 — 宇都宮健児
- 少年犯罪と向きあう — 石井小夜子
- 定常型社会 新しい「豊かさ」の構想 — 広井良典
- ゲランドの塩物語 — コリン・コバヤシ
- IT革命 — 西垣通
- ワークショップ — 中野民夫
- 原発事故はなぜくりかえすのか — 高木仁三郎
- 子どもの危機をどう見るか — 尾木直樹
- 科学事件 — 柴田鉄治
- 証言 水俣病 — 栗原彬編
- マンション — 小林一輔・藤木良明
- コンクリートが危ない — 小林一輔
- 仕事術 — 森清
- すしの歴史を訪ねる — 日比野光敏
- まちづくりの実践 — 田村明
- まちづくりの発想 — 田村明

- 現代たばこ戦争 — 伊佐山芳郎
- 東京国税局査察部 — 立石勝規
- バリアフリーをつくる — 光野有次
- 雇用不安 — 野村正實
- ドキュメント 屠場 — 鎌田慧
- ゴミと化学物質 — 酒井伸一
- 過労自殺 — 川人博
- 交通死 — 二木雄策
- 現代社会の理論 — 見田宗介
- 現代たべもの事情 — 山本博史
- 在日外国人〔新版〕 — 田中宏
- 日本の漁業 — 河井智康
- 日本の農業 — 原剛
- 男の座標軸 企業から家庭・社会へ — 鹿嶋敬
- 男と女 変わる力学 — 鹿嶋敬
- ボランティア もうひとつの情報社会 — 金子郁容
- 産業廃棄物 — 高杉晋吾
- ディズニーランドという聖地 — 能登路雅子

心理・精神医学

- 痴呆を生きるということ　小澤勲
- 若者の法則　香山リカ
- 自白の心理学　浜田寿美男
- 〈こころ〉の定点観測　なだいなだ編著
- 純愛時代　大平健
- やさしさの精神病理　大平健
- 豊かさの精神病理　大平健
- 快適睡眠のすすめ　堀忠雄
- 夢分析　新宮一成
- 薬物依存　宮里勝政
- 精神病　笠原嘉
- 心の病理を考える　木村敏
- 生涯発達の心理学　高橋惠子・波多野誼余夫
- 色彩の心理学　金子隆芳
- 心病める人たち　石川信義

◇

- 新・心理学入門　宮城音弥
- 精神分析入門　宮城音弥

◇

- コンプレックス　河合隼雄
- 日本人の心理　南博

教育

- 読書力　齋藤孝
- 大学生の学力を診断する　戸瀬信之・西村和雄
- 学力があぶない　大野晋・上野健爾
- 子どもの危機をどう見るか　尾木直樹
- 子どもの社会力　門脇厚司
- 日本の教育を考える　宇沢弘文
- 現代社会と教育　堀尾輝久
- 教育入門　堀尾輝久
- 教育改革　藤田英典
- 新・コンピュータと教育　佐伯胖
- コンピュータと教育　佐伯胖
- 子どもとあそび　仙田満
- 教科書の社会史　中村紀久二
- 子どもと学校　河合隼雄
- 子どもの宇宙　河合隼雄
- 障害児と教育　茂木俊彦
- 幼児教育を考える　藤永保
- 子どもと自然　河合雅雄
- 教育とは何か　大田堯
- からだ・演劇・教育　竹内敏晴

◇

- 日本教育小史　山住正己
- 子どもとことば　岡本夏木
- 乳幼児の世界　野村庄吾
- 知力の発達　波多野誼余夫・稲垣佳世子

◇

- 自由と規律　池田潔
- 私は二歳　松田道雄
- 私は赤ちゃん　松田道雄

岩波新書より

現代世界

- 核拡散　川崎哲
- 帝国を壊すために　アルンダティ・ロイ　本橋哲也訳
- シラクのフランス　軍司泰史
- ブッシュのアメリカ　三浦俊章
- ロシアの軍需産業　塩原俊彦
- 多文化世界　青木保
- 異文化理解　青木保
- アフガニスタン 戦乱の現代史　渡辺光一
- イギリス式生活術　黒岩徹
- イギリス式人生　黒岩徹
- 国際マグロ裁判　小松正之　遠藤久
- デモクラシーの帝国　藤原帰一
- テロ後 世界はどう変わったか　藤原帰一編
- イラクとアメリカ　酒井啓子
- 現代中国 グローバル化のなかで　興梠一郎
- パレスチナ〔新版〕　広河隆一
- 「対テロ戦争」とイスラム世界　板垣雄三編
- ソウルの風景　四方田犬彦
- 現代イラン 神の国の変貌　桜井啓子
- オーストラリア　杉本良夫
- NATO　谷口長世
- アメリカの家族　岡田光世
- ロシア市民　中村逸郎
- ドナウ河紀行　加藤雅彦
- 中国路地裏物語　上村幸治
- ロシア経済事情　小川和男
- イスラームと国際政治　山内昌之
- 南アフリカ 「虹の国」への歩み　峯陽一
- 女たちがつくるアジア　松井やより
- 韓国言語風景　渡辺吉鎔
- ユーゴスラヴィア現代史　柴宜弘
- ビルマ 「発展」のなかの人びと　田辺寿夫
- 東南アジアを知る　鶴見良行
- バナナと日本人　鶴見良行
- 韓国 民主化への道　池明観
- 環バルト海 地域協力のゆくえ　百瀬宏　志摩園子　大島美穂
- フランス家族事情　浅野素女
- 人びとのアジア　中村尚司
- ヴェトナム 「豊かさ」への夜明け　坪井善明
- 中国人口超大国のゆくえ　若林敬子
- タイ 開発と民主主義　末廣昭
- ハワイ　山中速人
- カンボジア最前線　熊岡路矢
- イスラームの日常世界　片倉もとこ
- ヨーロッパの心　犬養道子
- エビと日本人　村井吉敬

岩波新書より

宗教

法華経入門　菅野博史
イスラーム巡礼　坂本勉
中世神話　山本ひろ子
イスラム教入門　中村廣治郎
新宗教の風土　小沢浩
宣教師ニコライと明治日本　中村健之介
ジャンヌ・ダルクと蓮如　大谷暢順
蓮如　五木寛之
キリスト教と笑い　宮田光雄
密教　松長有慶
仏教入門　三枝充悳
ユダヤの民と宗教　A・シーグフリード　鈴木一郎訳
お経の話　渡辺照宏
日本の仏教　渡辺照宏
仏教〔第二版〕　渡辺照宏

禅と日本文化　鈴木大拙　北川桃雄訳

文学

古事記の読み方	坂本　勝
新 折々のうた 7	大岡　信
折々のうた	大岡　信
詩への架橋	大岡　信
鞍馬天狗	川西政明
俳人漱石	坪内稔典
女歌の百年	道浦母都子
花のある暮らし	栗田　勇
武玉川・とくとく清水	田辺聖子
一億三千万人のための 小説教室	高橋源一郎
ロシア異界幻想	栗原成郎
ダルタニャンの生涯	佐藤賢一
漢詩 美の在りか	松浦友久
伝統の創造力	辻井　喬
シェイクスピアを観る	大場建治
本よみの虫干し	関川夏央
友情の文学誌	高橋英夫
西行	高橋英夫
一葉の四季	森まゆみ
蕪村	藤田真一
戦後文学放浪記	安岡章太郎
アメリカ感情旅行	安岡章太郎
西遊記	中野美代子
中国文章家列伝	井波律子
翻訳はいかにすべきか	柳瀬尚紀
明治人ものがたり	森田誠吾
フランス恋愛小説論	工藤庸子
ロビン・フッド物語	上野美子
読みなおし日本文学史	高橋睦郎
俳句という遊び	小林恭二
芥川龍之介	関口安義
漱石を書く	島田雅彦
短歌をよむ	俵　万智
ドイツ人のこころ	高橋義人
芭蕉、旅へ	上野洋三
新しい文学のために	大江健三郎
日本の恋歌	竹西寛子
芭蕉の恋句	東　明雅
茂吉秀歌 上・下	佐藤佐太郎
一日一言	桑原武夫編
日本の近代小説	中村光夫
古川柳	山路閑古
古事記の世界	西郷信綱
日本文学の古典〔第二版〕	西郷信綱・永積安明・広末保
新唐詩選	吉川幸次郎・三好達治
新唐詩選続篇	吉川幸次郎・桑原武夫
ギリシア神話	高津春繁
万葉秀歌 上・下	斎藤茂吉

岩波新書より

基礎科学

宇宙人としての生き方　松井孝典
オーロラ　その謎と魅力　赤祖父俊一
地震と噴火の日本史　伊藤和明
放射線と健康　舘野之男
宇宙からの贈りもの　毛利衛
「わかる」とは何か　長尾真
化学に魅せられて　白川英樹
カラー版 続 ハッブル望遠鏡が見た宇宙　野本陽代
カラー版 ハッブル望遠鏡が見た宇宙　野本陽代／R・ウィリアムズ
木造建築を見直す　坂本功
カラー版 恐竜たちの地球　冨田幸光
市民科学者として生きる　高木仁三郎
科学の目 科学のこころ　長谷川眞理子
コンクリートが危ない　小林一輔
地震予知を考える　茂木清夫
カラー版 シベリア動物誌　福田俊司

味と香りの話　栗原堅三
生命と地球の歴史　丸山茂徳／磯﨑行雄
極北シベリア　福田正己
科学論入門　佐々木力
活断層　松田時彦
摩擦の世界　角田和雄
小鳥はなぜ歌うのか　小西正一
日本酒　秋山裕一
量子力学入門　並木美喜雄
うま味の誕生　柳田友道
日本列島の誕生　平朝彦
色彩の科学　金子隆芳

◆

森の不思議　神山恵三
物理学とは何だろうか 上・下　朝永振一郎
分子と宇宙　木原太郎
火山の話　中村一明

◆

科学の方法　中谷宇吉郎

宇宙と星　畑中武夫
数学の学び方・教え方　遠山啓
数学入門 上・下　遠山啓

◆

物理学はいかに創られたか 上・下　アインシュタイン／インフェルト／石原純訳
零の発見　吉田洋一

コンピュータ

マルチメディア　西垣通
新パソコン入門　石田晴久
インターネット自由自在　石田晴久
インターネット術語集II　矢野直明
インターネット術語集　矢野直明
インターネットセキュリティ入門　佐々木良一
インターネットII　村井純
インターネット　村井純
パソコンソフト実践活用術　高橋三雄
Windows入門　脇英世

岩波新書/最新刊から

929 独占禁止法 ―公正な競争のためのルール― 村上政博著

談合・カルテルの相次ぐ摘発、大型量販店の台頭、国際競争激化の下の企業統合…。独禁法はどんな役割を果たそうとしているのか。

930 環境考古学への招待 ―発掘からわかる食・トイレ・戦争― 松井章著

骨のかけらや土の分析から、埋もれた過去を明らかにする環境考古学。日本各地と欧米のフィールドでの豊富な成果を紹介する。

931 生きる意味 上田紀行著

深刻な「生きる意味の不況」を脱して、ひとりひとりが創造的に生きられる社会を創り出そう――著者渾身の、熱い提言の書！

932 鍼《しん》灸《きゅう》の挑戦 ―自然治癒力を生かす― 松田博公著

はりと灸というシンプルな道具で万病に対処する鍼灸術。日本各地の鍼灸師の治療の実際や思想の紹介を通して、その可能性に迫る。

933 景気とは何だろうか 山家悠紀夫著

「構造改革」論は、問題の基本設定が誤っている！ 戦後日本の景気変動を独自に分類し、現在の経済政策を批判的に検証する。

934 奇人と異才の中国史 井波律子著

春秋時代の孔子から近代の魯迅まで、歴史を彩る「奇人」「異才」たち56人の伝記を時代順に追う。中国史を丸ごと楽しめる1冊！

935 悪について 中島義道著

〈悪〉を指弾する善良な人々は、はたして〈悪〉とは無縁か。人間の欲望を見据えたカントの倫理学を軸に、〈悪〉とそこからの生を論じる。

936 桜が創った「日本」 ―ソメイヨシノ 起源への旅― 佐藤俊樹著

様々な意味を与えられながら、急速な拡大を遂げたソメイヨシノ。語られた桜と現実の桜の往還から、「日本」の姿を照らし出す。

(2005.3)